写给新手爸妈的
中医育儿书

李妙媛 主编

U0199510

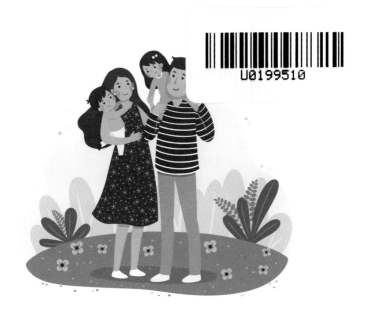

人民卫生出版社
·北 京·

图书在版编目（CIP）数据

写给新手爸妈的中医育儿书 / 李妙媛主编. —北京：人民卫生出版社，2022.5

ISBN 978-7-117-32643-8

Ⅰ.①写… Ⅱ.①李… Ⅲ.①中医儿科学 – 基本知识 Ⅳ.①R272

中国版本图书馆 CIP 数据核字（2021）第 271101 号

| 人卫智网 | www.ipmph.com | 医学教育、学术、考试、健康，购书智慧智能综合服务平台 |
| 人卫官网 | www.pmph.com | 人卫官方资讯发布平台 |

写给新手爸妈的中医育儿书
Xie Gei Xinshou Ba Ma de Zhongyi Yu'er Shu

主　　编：李妙媛
出版发行：人民卫生出版社（中继线 010-59780011）
地　　址：北京市朝阳区潘家园南里 19 号
邮　　编：100021
E - mail：pmph @ pmph.com
购书热线：010-59787592　010-59787584　010-65264830
印　　刷：北京顶佳世纪印刷有限公司
经　　销：新华书店
开　　本：889 × 1194　1/32　　印张：5
字　　数：88 千字
版　　次：2022 年 5 月第 1 版
印　　次：2022 年 6 月第 1 次印刷
标准书号：ISBN 978-7-117-32643-8
定　　价：46.00 元

打击盗版举报电话：010-59787491　E-mail：WQ @ pmph.com
质量问题联系电话：010-59787234　E-mail：zhiliang @ pmph.com
数字融合服务电话：4001118166　E-mail：zengzhi @ pmph.com

3

序

本书主编李妙媛是我在 2019 年招录的南京中医药大学中医儿科博士研究生。录取之前，曾有知名儿科同道向我推荐并介绍她和团队致力中医科普的故事。熟识之后，我更了解他们为护佑儿童健康所作的努力，也很庆幸有这样一位同心同行的学生和同道。

在一个以西医为主的三甲妇幼保健院，坚持"能中不西，先中后西"，先后开办 20 多个中医儿科进修班，培训"西学中"儿科医师实属不易；更为难能可贵的是，在繁忙的诊疗工作之余，连续 7 年面向社会举办小儿推拿妈妈班，普及推广中医防病治病知识。功夫不负有心人，这些举措取得了明显的成效，得到了同行认同，家长褒奖，社会声誉，也积累形成了这本书的基础。

《写给新手爸妈的中医育儿书》浅显易懂，图文并茂，生动形象，妙不可言。本书既让爸爸妈妈认识孩子的生理、病理特点和生长发育规律，也给出日常起居、运动、情绪管理、合理饮食等方面的好建议，还详尽介绍发热、感冒、咳嗽、厌食、腹泻、腹痛、便秘、呕吐、夜啼、遗尿、多汗等儿童常见多发病的推拿方法及食疗小秘方；不仅如此，对爸爸妈妈关心的增高、益智、强身健体等热点问题也提出了措施和策略。可谓一书在手，孩子生病不慌张，科学就医重调护，防治结合保儿安。

科普中蕴含着大学问。做科普不易，源于学识，源于情怀，更需要一份坚持和坚守。人知道养生，必减少疾苦；医若善科普，必开花结果。本书是家长的育儿小红书，也是妙媛行医志业的心得，故乐为之序，以资勉励。

中华中医药学会儿科分会主任委员

云南中医药大学校长　熊　磊

2022 年 3 月 25 日

前言

2014 年，我们开办了第一期小儿推拿妈妈班，截至 2021 年，已举办了 45 期。

作为三级甲等医疗机构的儿科医务人员，我们接触过很多父母，大多数父母的育儿知识较缺乏，对中医育儿知识尤其匮乏。大多数新手爸妈没有接受过育儿培训直接上岗，一路上可谓磕磕碰碰、心力交瘁。很多时候大家把希望寄托在医疗上，却疏忽了日常饮食、起居、护理的重要性，甚至形成了恶性循环。

办妈妈班的初衷，是为了加深家长对中医的认识，教会他们关于孩子预防保健的家庭方法。针对妈妈们零基础的特点，我们不仅做了培训课件，还编写了专用的教材。刚开始的教材是 A4 纸打印的简单合订本，后来改进为医院编纂印刷的小手册。几年下来，妈妈班科普的力量，超乎我们意料。

有的妈妈说："我家妞儿两岁前一换季就咳、喘，是必须住院治疗的那种。之后我参加了妈妈班的学习，稍有点儿问题就给她做推拿，平时有空就保健推拿。现在她六岁了，已经有三年没发病了，偶有感冒发热自己在家给她调理，就可以快速痊愈了。"

"妈妈是孩子身边的医生。假如您的孩子常常需要往医院跑，那么来妈妈班接受培训是必要的选择。"

"几十年前有工作队下村扫文盲，现在需要扫医盲，你们的责任重大啊。假如有一天需要妈妈班宣传员，我第一个报名。"

妈妈们不断地督促我们多宣传、多推广，让更多的孩子和家庭受益。因为她们知道怎么护理孩子了，知道在孩子身体出现小问题时如何将疾病及时扼杀于萌芽中，知道在日常的饮食起居中如何使孩子健康茁壮成长，还知道孩子生病了如何科学就医。

2020年初，因为新型冠状病毒肺炎疫情，这个时期的儿科，来医院就诊的病人数锐减，大家更需要的是咨询指导，尤其需要应对小毛病及预防保健的居家处理方法。因此，我们开展了多种形式的健康指导及科普，包括科普文章、网络咨询、网络直播、短视频等。

基于此，我们将科普资料和妈妈班的教材融合，策划出版图书。我们还专门拍摄了一套小儿常见病的家庭推拿视频，旨在给新手爸妈一本全面的中医育儿手册。针对孩子平常容易出现的各种常见疾病，如发热、感冒、咳嗽、腹痛、腹泻、厌食、遗尿、湿疹等，给予诊治建议及家庭调护方案，但如果伴有器质性、严重性疾病，如肠绞痛、先天性心脏病等，应积极就医。

中医是我们祖国的传统医学，包含几千年沉淀下来的中华养生智慧。中医讲究天人合一，人与自然、社会息息相关，养育孩子的过程，更要顺应自然规律，跟着孩子特有的生长节奏，适应寒暑气候变化，搭配合理饮食，及时调整身体小毛病，达到吃好、睡好、二便好、生病少的状态。

与宝宝有关的常见问题可以在这里找到指导内容，希望这本书对新手爸妈的育儿有帮助！

李妙媛

2021 年 12 月

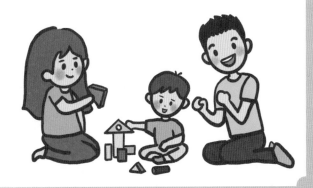

目录

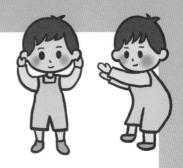

第一部分
认识我们的孩子

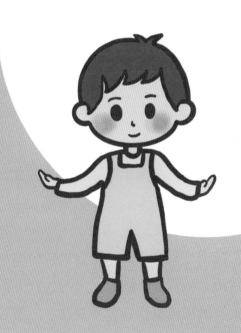

第一课 认识孩子的生理特点

中医认为，孩子从刚刚出生到 6 岁之前，有一个非常明显的生理特点：脏腑娇嫩、形气未充，但是生长迅速。在了解如何让孩子少生病之前，我们先来逐一了解孩子的生理特点。

1. 脏腑娇嫩

孩子出生以后，脏腑还没有完全发育好，就像是刚刚发芽的小树苗，非常娇嫩，特别容易受到外界环境的影响，略有些风吹草动就容易生病。比如肺脏特别娇气，容易受凉后出现感冒、咳嗽，也容易上火、发热；脾胃的吸收、消化功能没有完全成熟，孩子吃得过饱或杂乱，会造成积食，从而出现肚子胀、厌食、便秘等症状，所以说"若要小儿安，三分饥与寒"。

中医认为，脾属土，肺属金，土生金，脾胃一旦受损，肺也会随之受到影响。孩子会出现很多与肺有关的问题，如过敏、感冒、哮喘等，多与饮食不科学损伤脾胃有关。由于脏腑娇嫩，饮食不规律、不节制，很容易伤害孩子的脾胃，继而影响到肺，导致一系列消化系统、呼吸系统的健康问题。

孩子脏腑娇嫩，承受能力较差，还体现在容易生病，生病了容易转化为重症。所以，出现一些生病征兆时应该及时处理并就医，尤其是新生儿，勿拖延，避免病情进展为重症。

2. 形气未充

"形"指的是肉体、形体，是我们身体的物质基础。那么，小孩子的"形"有什么特点呢？看外表就知道，不如成人那么强壮，身体没有强有力的肌肉，整体非常娇嫩，还没有充实起来。

"气"指的是能让我们身体的物质基础动起来的那股力量，推动了我们身体各个器官的有效运转。

"形"是有形之物，"气"是无形之物，"形气未充"是说小孩子不管是有形的"形"还是无形的"气"，都尚未发育完全，并不像成年人那样强壮充实。如果外部环境发生变化或是饮食不适，我们大人还能够很好地调节适应，但是孩子却像小花、小草一样娇弱，极有可能生病。所以，家长朋友们一定要注意，不要让孩子吃得过饱、吃得不干净，生病时要注意合理用药治疗，以免影响到孩子的生长发育。

3. 生长迅速

前面我们提到，孩子的生理特点是"脏腑娇嫩"

"形气未充"，一些家长看到后可能会忧心忡忡，提心吊胆了。其实，大可不必过分担心，因为我们的孩子还有另一个生理特点，那就是"生长迅速"。

孩子就像初春的小草一样十分娇嫩，但是小草刚长出来的时候生长得特别迅速，今天见到它是这个样子，明天就有可能是另外一个样子。孩子是纯阳之体，如"旭日之初生，草木之方萌"，每天都在成长，都在变化，几乎一天一个样儿。

虽然孩子容易生病，但是家长也不用太担心，因为"生长迅速"这个生理特点，孩子在生病之后康复得也比较快。所谓"生长迅速"，除了指形气在快速充实外，还有一层意思，就是小孩子的身体一旦出现了问题，会自行调整。所以，很多中医生会告诉家长，在孩子受寒咳嗽的时候不要急于止咳，而是要用一些向外透发的药物，让身体里的寒气发散出来。如果这时家长擅自用了清热解毒的凉药，寒气就会一直遏制在身体里面没办法排出，咳嗽就很难根治。在孩子生病的时候，如果遏制住他们身体的本能，不往正确的方向引导、调整，就等同于把一块石头压在了成长的小草上面。

成年人多经历社会与自然环境的浸染，受情绪、压力等诸多复杂因素影响，身体里存有很多瘀血、湿热等"垃圾"，这些"垃圾"会影响身体的自我调节，导致生病以后治愈过程缓慢。但是，孩子并没有受到这么多

"污染"，身体中没有储存"垃圾"，脏气也十分清灵，所以孩子生病以后，很多时候通过自身的调节就能够祛除邪气，逐渐康复。孩子有着"脏气清灵，易趋康复"的生理特点，给孩子开的药以及用药的剂量即使很轻，也能起到非常好的效果，甚至是推揉相应的穴位，就可以治病。所以，在孩子生病的时候，我们只要顺势调理就可以了，顺势而为比"暴力围剿"要好得多。

 第二课 认识婴幼儿的五脏特点

明代儿科名医万全，根据钱乙的五脏虚实证治，提出小儿"肝常有余，脾常不足""肾常虚""心常有余，肺常不足"。

1. 肝常有余

肝主人体升发之气，肝气升发则五脏俱荣。小儿生机蓬勃，形气未充，肝阳易旺，肝风易动，故有"肝常有余"的生理特点。肝应少阳春木，内寄少阳生长之气。所谓"肝常有余"，主要是指小儿时期肝主疏泄，其性刚而不柔，为将军之官，具有升发疏泄全身气机的功能，并不是指小儿"肝阳亢盛"。

小儿肝"有余"是相对的，又是稚弱的。小儿脏腑娇嫩，形气未充，肝亦不例外，在小儿生长发育过程中，肝从无到有，从小到大，其形与气未成熟完善；其次，小儿肾常虚，脾常不足，肝无以滋生；再者，小儿气血尚未充盛，则肝血不足。因此，"肝常有余"是相对的有余，是稚弱的有余，是相对于其他脏腑而言的，并非强实、成熟的意思。"肝常有余"的生理特点，预示了小儿病理上容易出现肝火上炎、肝阳上亢、肝气横逆、肝风内动的病证，比如情绪异常、抽动、抽搐等。

2. 脾常不足

　　脾为后天之本，生化之源，人在出生之后的身体发育依赖脾胃运化水谷精微。小儿生机旺盛，发育迅速，且脏腑功能不足，脾胃负担比成年人相对较重，加之饮食不知自节，择食不辨优劣，因此小儿脾胃功能易于紊乱，而出现脾胃病，称为"脾常不足"。再者，小儿"肝常有余"，肝属木，脾属土，木克土，脾受抑制，导致"脾常不足"。小儿"脾常不足"的生理特点，预示了小儿病理上容易出现饮食停滞、气血两虚的病证，比如腹泻、便秘、呕吐、营养不良、贫血等。

3. 肾常虚

　　肾为先天之本，元阴元阳之府。小儿肾常虚，是针对小儿脏腑虚弱，气血未充，肾中精气尚未旺盛、骨气未成而言。

肾藏精，包括先天之精和后天之精，先天之精禀受于父母，后天之精源于水谷，脾胃运化水谷精微，满则泻溢于肾。小儿初生，先天禀受肾精未充，出生之后，需后天脾胃运化水谷之精以滋养，才能不断补充和化生，至"女子二七（14岁）""男子二八（16岁）"，肾气才成熟充盛；其次，肾为先天之本，内寄元阴元阳，为生命之根，各脏之阴依赖肾阴的滋润，各脏之阳依赖肾阳的温煦，肾之精不断被消耗；再者，小儿"脾常不足"，不能充养肾精，而且君火、相火消烁肾精，"一水不胜二火"。因此，明代万密斋在《育婴秘诀·五脏证治理论》中将此总结为"肾常虚"。小儿"肾常虚"的生理特点，也预示着小儿病理上容易出现肾精不足之病证，如解颅、胎怯胎弱、五迟五软、遗尿、佝偻病等。

4. 心常有余

所谓"心常有余"是由于小儿阴常不足，心属火，木火同气，心肝之火易亢；肾阴之水不足，水不制火，所以有心火易炎的生理状态。

"心为火脏"，火性属阳，其性炎上、亢奋、外现；其次，小儿"肾常虚""阴常不足"，肾水不上济心火，心少克制火独亢，故言"心常有余"。所谓"心常有余"是小儿心气旺盛有余。心之"有余"是相对的、稚弱的，脏腑娇嫩、形气未充，心亦不例外。在小儿生长发育过程中，心亦是从无到有、从小到大，在小儿阶段心尚未完善成熟；其次，"肾常虚""阴常不足"，无以滋助心阴；再者，小儿气血尚未成熟，则心血不足。心主血脉、心藏神功能稚弱，突出表现在脉率、语言、智力上。所以"心常有余"为相对有余，并非强实、成熟、完善之有余。小儿"心常有余"的生理特点，预示着小儿病理上容易出现心火亢盛、心火上炎的病证，比如烦躁、夜啼、口舌溃疡等。

5. 肺常不足

肺为华盖，外合皮毛，开窍于鼻，小儿肺脏较弱，肌肤不密，加之"脾常不足"，脾虚则不能散精于肺，而肺气亦弱，卫外不固，故有"肺常不足"之说。小儿出生后，肺气始用，娇嫩尤甚，需在生长发育过程中，赖脾胃运化之精微不断充养；其次，小儿"脾常不足"，水谷精微不足，则肺气不足；再者，小儿"心常有余"，肺受克伐，所以"肺常不足"。小儿"肺常不足"的生理特点，预示着小儿病理上容易出现外邪犯肺及肺气虚的病症，比如感冒、咳嗽、肺炎喘嗽、反复呼吸道感染等肺系疾病。

第三课 **认识婴幼儿的病理特点**

因为孩子有"脏腑娇嫩，形气未充"的生理特点，所以对外邪的抵抗能力较差，容易生病且生病后发展快、传变迅速。《温病条辨·解儿难》中就提到："邪之来也，势如奔马；其传变也，急如掣电。"说的就是，孩子一旦抵挡不住邪气而生病，就像马奔跑起来那么快，而病变又像是闪电一样迅速。

婴幼儿病理特点主要有三个方面。

1. 易于发病

由于小儿脏腑娇嫩，形气未充，对某些疾病的抵抗能力较差，加上小儿寒暖不能自调，饮食不知自节，故外易为六淫之邪所袭，内易为饮食所伤，脾、肺两脏疾病发病率特别高。脾为后天之本，婴幼儿的气血、营卫来源、肌肉丰满、肢体健壮与否等都与脾的功能密切相关。因为婴幼儿正处于生长发育的阶段，生机旺盛，营养物质的需要量也大，而脾胃的运化功能还未健旺，所以相对而言"脾常不足"。肺为娇嫩之脏，主持一身之气，外合皮毛，婴幼儿肺气的充实有赖于后天水谷精气的不断补充，因此肺气的强弱取决于脾气的功能状态。

婴幼儿脾常不足，脾虚则肺气弱，由于肺主皮毛，所以对外防御的功能就不甚密固，容易发生呼吸系统疾病。此外，人的骨骼、脑髓、头发、耳、齿的发育都与肾密切相关。中医学认为，肾主闭藏，人体内的精气是否密固有赖于肾，肾气充沛则抗病能力强。婴幼儿肾气未盛，骨骼尚未健壮，牙齿未更换，头脑尚未发育成熟，抗病能力也差，这都表明"肾常虚"的本质。如果婴幼儿先天禀赋不足，这些现象更为显著。

2. 病后易于变化

小儿不仅容易发病，而且变化迅速，寒热虚实的变化比成人更为迅速、复杂，具体表现为易虚易实、易寒易热。生病后，如果调治不当，容易轻病变重、重病转危。"邪气盛则实，精气夺则虚"，由于小儿机体柔弱，感邪后容易病势嚣张，出现实证。但邪气既盛，则正气易伤，又可迅速转为虚证，或虚实并见。在易寒易热的病理变化方面，其产生和小儿稚阴稚阳的生理特点有密切关系。"稚阴未长"，故患病后易呈阴伤阳亢，表现为热的证候群；而"稚阳未充"，机体脆弱又有容易衰竭的一面，出现寒的证候群。

3. 治疗得当易于康复

由于小儿生机蓬勃，正处于蒸蒸日上、不断生长的阶段，再加上脏气清灵，患病以后，若能得到及时的治疗和护理，疾病的恢复往往非常迅速。这种易于康复的特点，除了生理上的因素外，和病因单纯、少七情影响等也有关系。明代《景岳全书·小儿则》中说，小儿"脏气清灵，随拨随应，但能确得其本而撮取之，则一药可愈"，可以说是对小儿这一病理特点的高度概括。

 第四课　防病比治病更重要

中医治病，讲究的是"不治已病治未病"。也就是说，在还没有生病的时候预先发现疾病的征兆，采取措施防患于未然，让它没有机会发展成疾病，这比疾病发生后再治疗更重要。

《黄帝内经》中指出："病已成而后药之，乱已成而后治之，譬犹渴而穿井，斗而铸锥，不亦晚乎？"也就是说，疾病形成了我们才去治疗它，国家发生祸乱了我们才去平息它，这就像一个人口渴了才去打井，国家要打仗了才开始铸造兵器，不是太晚了吗？

在一个人还没有生病之前，就能预判出他快要生病了，并采取相应的措施预防疾病的发生，是医术的最高境界。

所以，家长朋友们一定要学习一些医学常识，知道孩子什么时候将要生病，是因为什么而生病，更要知道如何调理才能将疾病扼杀在萌芽状态。要知道治病的最好时机是在"将病未病"之时，一定要在疾病的早期进行干预，防止孩子进入生病状态。

　　生活中，只有父母主动去学习一些相关的医学知识，才能拥有让孩子身心变强壮的智慧。懂医的父母，有时能够在孩子的身体稍有不适的时候，将疾病消除在萌芽阶段。孩子的健康掌握在家长的手中，负责任的爸爸妈妈们，一定要了解一些基本的医学知识，成为孩子的家庭医生。通过本书，可以让我们一起用中医知识来守护孩子的健康。

第二部分

日常起居

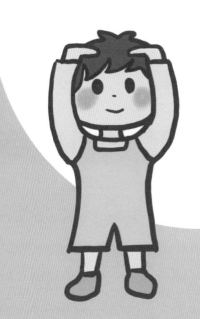

第一课 **衣着规则**

隋代巢元方最早提出小儿"不可暖衣"，初生小儿肌肤薄嫩，切不可穿衣过暖，否则容易导致小儿筋骨软弱。小儿适合练习"薄衣之法"，即让小儿从秋季开始练习，少穿点儿衣服，逐渐增衣以适应寒冷的冬天，如此反复练习以抵御风寒。小儿冬天可以穿两件薄薄的短袄，一套下装。若父母不忍见其受寒，可以稍微加衣服。因疼爱而过度添衣，则反而害了小儿。但绝不可春季、冬季突减衣量，否则易使小儿外感风寒。

父母应时时注意，穿衣勿令小儿安静时出汗，若小儿时时汗出则皮肤腠理疏泄，易感风寒。穿衣厚度以安静时手脚暖和、后背不出汗为度。基本穿衣要素是"背要暖""腹要暖""足膝要暖""头要凉"。"背要暖"提示不建议给孩子穿吊带，尤其是待在空调房时，冷风直吹后背容易受凉感冒；"腹要暖"符合传统穿肚兜习惯，避免腹部受凉引起腹痛、腹泻等胃肠不适；"足膝要暖"提醒家长不要给孩子养成光脚丫走瓷砖、地板的习惯，否则容易受凉生病；"头要凉"提示不要穿戴过于厚重的帽子，要时常观察头部是否汗出，头部一直汗出湿帽容易感冒。孩子的衣物材料以柔软舒适的棉质衣服为宜，少装饰物尤其是硬质物，少化工染色。大小以合体稍宽松为宜，适合运动，勿过紧。

 第二课　日晒建议

　　建议时常到户外见太阳，若长期不到户外，则小儿身体柔弱，易生疾病。关于日晒，主要是晒宝宝的手、腿以及背部，晒手、腿能很好地驱除四肢寒气，加速钙质吸收，让骨骼更健壮；晒后背，能驱除脾胃寒气，有助改善消化功能。

　　根据季节及所处经纬位置调整晒太阳时间，太阳光不太强烈时，通常以上午 6—10 时及下午 4—5 时为宜。上午 6—10 时阳光中的红外线强，紫外线偏弱，可以促进新陈代谢；下午 4—5 时紫外线中的 X 光束成分多，可以促进肠道对钙、磷的吸收，增强体质，促进骨骼正常钙化。中午到下午 4 时这段时间，最忌长时间晒太阳，这个时段阳光中紫外线最强，会对皮肤造成伤害。

　　对婴幼儿来说，每天可晒 1～2 小时，但每次晒太阳时间最好不要超过半小时。因为婴幼儿皮肤娇嫩，晒太阳时间过长，易导致皮肤不适，出现干燥、瘙痒等症状。给宝宝晒太阳时，家长应注意增减衣物。开始可以穿平时一样多的衣物，等宝宝身体发热就应脱下厚重衣物，以宝宝感觉舒适为宜；晒完太阳后，及时为宝宝添加衣物，因为在阳光下毛孔是打开的，回到阴冷的室内容易受寒湿邪气侵犯导致感冒。

注意，避免阳光直射孩子的眼睛，同时应注意避免阳光直射孩子的脸部。否则容易损伤孩子的视力，影响眼部健康，引起脸部干燥甚至灼伤。另外，晒太阳会让孩子损失一部分水分，注意及时给孩子补充水分。

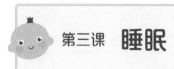

第三课 **睡眠**

1. 睡眠时间

不同年龄段儿童推荐睡眠时间如下表所示。

年（月）龄	推荐睡眠时间 / 小时
0~3月	13~18
4~11月	12~16
1~2岁	11~14
3~5岁	10~13

资料来源：中华人民共和国卫生行业标准（WS/T 579—2017）《0 岁~5 岁儿童睡眠卫生指南》。

写给新手爸妈的中医育儿书

2. 睡眠姿势

婴幼儿睡觉最好的姿势是左、右侧着睡，与仰卧睡交替进行。因为宝宝还小，骨骼在发育当中，没有定形，经常变换睡觉姿势，会使宝宝的五官发育比较匀称、端正。如果宝宝长期保持一个姿势睡觉，容易睡偏头，甚至引发体位性斜颈。宝宝吃奶后尽量使用侧卧位，避免出现呛咳。俯卧的姿势会导致宝宝出现缺氧甚至窒息，故应尽量避免宝宝使用俯卧的姿势睡觉。

3. 环境湿度、温度

婴幼儿的生活环境要注意温度和湿度。室内温度不能忽高忽低。夏季应保持在26℃左右，冬季应保持在20℃左右，春秋两季不需要特别调整，只要保持自然温度就基本符合要求。春、夏、秋三季可以较长时间地打开窗户，但需避免对流风。冬季也可以短时间开窗，但在开窗时应把宝宝抱到其他房间，通风完毕之后，等室内温度升上来再把宝宝抱回。

湿度对宝宝的呼吸道健康非常重要，湿度保持在45%~70%是基本的要求。宝宝如果生活在南方地区，室内的湿度标准一般可以达到。但对于生活在北方地区的宝宝来讲，室内想达到上述湿度标准需采取一定措施。如果湿度太低，宝宝的呼吸道黏膜就会干燥，从而使黏膜防御功能下降，还会使呼吸道的纤毛功能受到损害，这样一来势必降低宝宝对细菌以及病毒的抵抗能力，引起呼吸道感染。

4. 睡眠用具

一般来说，刚出生的婴儿不要枕头，由于囟门尚没有闭合，只需要用纱布保护好囟门，避免受凉着风。婴幼儿的床亦稍大，以便于翻身；要有护栏，便于观察。褥子要柔软，床板要结实、平坦，不要总用摇床或软床，这不利于骨骼的发育。被子既要保暖，又要透气。

5. 异常睡眠

婴幼儿在患病时，要注意观察其睡眠。婴幼儿睡眠露睛，多与消化功能不良有关；发热时，降温不当也会干扰睡眠；睡时仰面伸足，常揭去衣被者，多属热证；蜷卧缩足，睡喜覆被者，多属寒证；睡喜俯卧者，多为内伤饮食或心经积热；仰卧少动，两目无神，多为久病、重病；过度嗜睡，可能是病情加重的表现，特别是脑部疾病尤为明显。睡觉时打鼾、张口呼吸，甚至憋醒，可能是腺样体、扁桃体肥大。

第四课 沐浴、剃头

　　唐代孙思邈首次在《备急千金要方》中立专篇探讨"浴儿法"，其首次提出浴儿汤水需冷热适宜，夏季、冬季小儿不宜久浴，以及小儿洗浴不需频繁。明代寇平在《全幼心鉴·小儿总论》中提到小儿初生即当浴体，并强调初生小儿应以温水浴体。

　　剃儿头须选择温暖避风处。宋代刘昉在《幼幼新书·剃头法》中提到，小儿出生后第一次剃头应择其满月当日的习俗，给小儿剃头发时一定要选择温暖避风之处，以防风寒之邪入侵，剃头之后须在其头上抹一层生油、茶油等，宜避风邪。

 第五课 居家卫生习惯

1. 手卫生

　　督促孩子勤洗手，勤洗脸，不乱摸，不吃手，不用手挖鼻孔、揉眼。咳嗽或打喷嚏手捂之后，饭前、便后以及接触不洁物体后立即洗手。用流动清水、肥皂或洗手液洗手。

　　教会孩子使用七步洗手法进行洗手。"幼儿七步洗手法"如下。

第一、二、三步	"手心搓搓，手背搓搓，手指搓搓。"
第四步	"大家好！大家好！"
第五步	"大拇哥，你好！大拇哥，你好！"
第六步	"我们都是好朋友。"
第七步	"握握手，摸摸腕。"

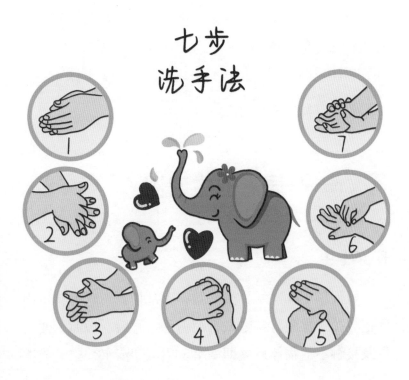

七步
洗手法

写给新手爸妈的中医育儿书

2. 居家清洁消毒

保持居家清洁，定期开窗通风，每天不少于 3 次，每次开窗通风时间不少于 20 分钟。

保持家具、餐具清洁，勤晒衣被。家里的门把手、遥控器等常用生活用品及手机、电脑等电子产品要定期擦拭清洁，可每日用 75% 酒精、84 消毒液等擦拭 1 次。儿童物品、玩具和餐具要定期消毒，耐高温的可用消毒锅或开水煮沸消毒 30 分钟。不易消毒的玩具建议暂不使用。使用后的纸尿裤，应及时封存，按垃圾分类标准处理。

3. 健康生活方式

家庭成员不吸烟，不熬夜，合理膳食，注意营养均衡，家禽、红肉、蛋要充分煮熟后食用，及时补充维生素 D 等营养补充剂。家长和儿童采取多种室内游戏方式进行室内活动，加强锻炼，增强抵抗力。

避免与儿童亲密接触，如不对嘴亲吻，不对儿童呼气、喘气、咳嗽或打喷嚏。如要咳嗽或打喷嚏须用纸巾遮住口鼻，立刻将污染的纸巾丢进封闭式垃圾桶中，并用流动水洗手。家庭成员使用公筷，不共用毛巾，不和儿童共用餐具、饮具，不用嘴巴吹冷食物再喂食，不和儿童入嘴同一食物，不随地吐痰。

第六课 中医防护

1. 佩戴香囊

　　香囊是通过鼻嗅方式起到防病作用的。香囊大多选用具有较强挥发性的中药,这些中药材含有的成分能被鼻黏膜迅速吸收,具有扩张鼻黏膜血管,增强鼻腔黏膜防御功能的作用,从而减少人体感染疾病机会,起到预防疾病的目的。现代研究认为,中药香囊里中草药散发出的浓郁香味,可在人体周围形成高浓度的"小环境",而中药成分通过呼吸道进入人体,芳香气味能够兴奋神经系统,刺激机体免疫系统,促进抗体的生成,提高身体的抗病能力。同时,药物气味分子被人体吸收以后,还可以促进消化腺功能,提高消化酶的活性,增强食欲。可让儿童将香包置于衣兜、枕边,或挂于胸前衣襟,对疾病有一定的预防和辅助治疗功用。

2. 使用香薰

　　古语有云"香之为用从上古矣"。中药香薰法是利用药物燃烧的烟气来预防和治疗疾病的方法,首见于《五十二病方》,之后的《金匮要略》也有记载,常用苍术、艾叶等药物干燥后燃熏进行环境的干燥消毒,达到清除病邪、减少传播的作用。香薰早在古代便已盛行，除了居家养生、陶冶情操外，它还可辟瘟疫、除寒湿、温脾胃、增饮食。每次香薰时间以半小时为佳，让烟气充分冒出、弥漫全室，每日 1 次。

3. 中药药浴

药浴的整体作用是利用药物透过皮肤、孔窍、腧穴等部位直接吸收，进入经脉血络，进而输送到人体脏腑，输布全身而发挥其药理效应。中药药浴除药物直入血液循环发挥其药理作用外，还有调整各系统组织器官功能和机体免疫功能的作用。如有受凉鼻塞等感冒先兆，可以用生姜、艾叶等中药泡浴至微出汗，达到祛风散寒作用。

4. 中药浴足

所谓中药浴足，通俗说就是泡脚。脚自古就有人体"第二心脏"之称，全身每个器官在足底都有经络反射区，医学典籍记载："人之有脚，犹似树之有根，树枯根先竭，人老脚先衰。"几千年以来，中医很重视对双足的保养，并运用足浴来防病治病。中医保健理论中提到："一年四季沐足，春浴足，可以疏肝升阳；夏浴足，可以固气养心；秋浴足，可以润肺健脾；冬浴足，可以暖身培元。"正是对中药足疗功能的全面概括。俗语有言"中药洗脚，胜吃补药"。中药浴足疗法是指选择适当的药物，水煎后兑入温水，然后进行足浴，让药液离子在水的温热作用和机械作用下通过黏膜吸收和皮肤渗透进入人体血液循环，进而输送到人体的脏腑，达到防病治病的目的。

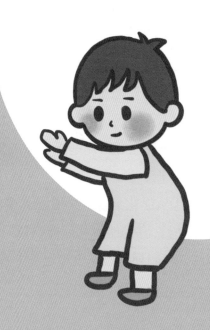

第三部分

运动与情绪

第一课 运动的发育规则及引导

　　宝宝的诞生给全家人带来了无尽的喜悦，可是面对宝宝后续发育方面却难倒了许多家长。那么，我们该如何获取宝宝运动的发育规则？该怎么引导宝宝发育呢？

　　下面，让我们来一一解惑。

　　宝宝运动技能的获得是内在动力、神经运动功能的成熟、体格生长适当状态和成人鼓励的综合结果，四者共同作用使原始的技能逐步提高为新的技能。

　　小儿的运动发育有一定的规律性：①随意运动出现之前有关的原始反射必先消失（如握持反射让位于随意抓取），或是在原始反射基础上的完善化（如原始吸吮反射发展为吸、吞、呼吸三者协调的更有效的随意吸吮）；②自上而下（颈、胸、腰至下肢）；③从中央到末梢（臂、手到指）；④从泛化到协调（看见喜爱的东西从手舞足蹈到伸手握取）；⑤先能握物后能扔掉，先能向前走后能止步。为此，我们列出以下宝宝运动发育的细目。

1. 大运动发育

· **新生儿**：刚出生的宝宝颈肌、腰肌无力，从仰卧位扶起至坐位时头竖直仅 3~5 秒，需家长扶好头颈；

新生儿俯卧位仅能挣扎使面稍离床面，能抬头 1 ~ 2 秒，同时下肢做匍匐动作。

- **2 个月**：直立及俯卧位时能抬头。

- **3 ~ 4 个月**：3 个月时抬头较稳，4 个月时抬头很稳，并能自由转动。能用胳膊肘撑起胸部达数分钟。扶坐时背脊呈弧形。能在俯卧位与侧卧位之间转换，并迅速发展到能自由翻身。

- **5 ~ 6 个月**：大约 5 个月时能从仰卧翻到俯卧，6 个月时能从俯卧翻到仰卧。5 个月靠着坐时腰能伸直，6 个月时能双手向前撑住稍坐。扶起立位时能上下跳动。

- **7 ~ 9 个月**：7 个月转向侧卧位时用一只手能支撑身体的重量，能独坐片刻稍稳，身体略向前倾。7 ~ 9 个月能用手或胳膊肘撑胸腹，有时能在原地打转。8 个月时独坐很稳，并能向左右转身；能搀扶站立片刻，立位时腰、髋、膝关节能伸直。8 ~ 9 个月时用上肢向前爬。

- **10 ~ 11 个月**：10 个月左右扶着两手向前走。11 个月时由俯卧位的姿势，拉住床栏杆后能坐起，能独立片刻。

- **12 个月**：爬行呈手与膝并用的"四脚爬"。可两足贴地独站数秒钟。能稳步拖着玩具车或抱玩偶走，在搀扶下两脚一级地登楼梯。能两脚先后跃过低障碍物。

- **13~18个月**：15个月独走时很稳。18个月已能跑及倒退走、能爬上阶梯。
- **2岁**：可独脚站1~2秒。能自己两脚一级地登楼梯，能并足跳跃。两岁半能独足跳跃，跳1~2次。
- **3岁**：能一步一级登楼梯。
- **5岁**：能跳绳、溜冰。自3~4级台阶上跳下。

2. 精细运动发育

- **新生儿**：原始握持反射妨碍手的随意动作。
- **2个月**：两手握拳姿势逐渐松开。
- **3~4个月**：拳头已放松，婴儿在胸前玩弄及观看两手，能有意识地握玩物体，喜抓或碰桌上或悬挂的物件。4个月能抓住玩具，握物时大拇指参与。
- **5个月**：能在手所及范围内抓住物体，并将物体放入口中。
- **6~7个月**：能独自摆弄或玩弄小物体，并将物体从一手转移到另一手。
- **8个月**：用拇指及示指（食指）平夹取物。
- **9~10个月**：用拇指、示指远端夹取物，10个月能随意放掉手中物。
- **12个月**：用手够物可准确定位。
- **15个月**：用匙取物，能几页几页地翻书。
- **18个月**：能叠2~3块积木，会拉脱手套、袜子。

- **2 岁**：能叠 6 ~ 7 块积木，能握住杯子喝水，能一页一页地翻书，用匙正确。
- **3 岁**：能叠 9 ~ 10 块积木，用筷子进餐，在别人的帮助下会穿衣服，喜欢玩玩具中的精细操作。
- **4 岁**：已基本能自己穿衣服。

3. 婴幼儿运动引导

0 ~ 3 岁的宝宝其主要运动形式是日常活动、玩耍游戏、体育锻炼等，此阶段既是孩子体格生长和认知发育快速期，也是大脑的快速发育期。且运动与骨骼、心肺健康、动作和认知能力发展等健康指标均密切相关，因此，运动与营养、睡眠、情绪和亲子关系等要素一起成为儿童保健工作的重要任务之一。积极的运动对形成良好的终生运动习惯，预防超重、肥胖和其他疾病等的发生至关重要，还能增强体质，提高抵御传染病的能力。

0 ~ 3 岁运动发育里程碑表现为眼睛追视、抬头、翻身、坐、爬、站立、行走、跑跳、抓握等构成基本活动要素的动作，2 ~ 3 岁儿童喜欢不停地奔跑、跳跃、踢蹬，已具备较好协调能力，可同时完成两个动作。儿童有好奇心强、天性好动的特点，运动易导致跌落、碰撞等伤害，运动时必须将安全作为首要原则，并由成人看护，避免伤害。运动遵循兴趣优先，吸引其主动参与，主要以积极的亲子互动游戏为主。以游戏为基本形式，兼顾不同年龄的大动作与精细动作能力的发育规律，循序渐进、适度适量，注重个体差异，避免拔苗助长。

（1）0~1岁婴儿

建议每天以多种形式，如互动式的地板游戏进行身体活动，不限制每天的活动总时间，有时间就练习，多则为好。对于尚不能自主行动的婴儿，按照大运动发育规律练习抬头、翻身、坐、滚、爬、站等，在清醒时每天累计至少30分钟俯趴时间，婴儿学会爬行后，鼓励多爬。3个月以内婴儿建议主要做抚触的被动运动（详见婴儿抚触内容），稍大后主要推荐根据大运动发育规律的亲子活动，如俯卧抓玩具、踩单车、追爬游戏、你丢我捡、钻洞游戏、空间旋转、骑大马等。每次活动10~20分钟，宜在婴儿清醒时间进行，避免睡前剧烈活动。

（2）1~3岁幼儿

幼儿期以走、跑、跳、攀爬等大运动发育为主，每天间歇进行游戏活动，充满活力的身体活动应贯穿全天，多则为好，动静结合。总时间达到3个小时，其中大运动锻炼为主的身体活动时间至少1个小时。运动时以亲子互动游戏为主，如双人双脚、绕障碍跑圈圈、亲子瑜伽、追泡泡、小兔蹦蹦跳、接球游戏、听音乐跳舞、捉迷藏、韵律操、串珠子、搭积木等，公园、游乐场、广场等户外开阔安全的地方也是进行户外亲子游戏如小足球、推拉车、攀爬追逐等的好场所。

小知识

婴儿抚触

婴儿抚触有很多好处，不用远走、不需要去公共场合、不花费金钱、随时随地。妈妈的气味可给宝宝带来安全感，妈妈的语言可带来快乐，母婴情感的交流、眼神的对视，都是专业抚触人员无法比拟的。

扫描二维码，
观看抚触操作视频

抚触的步骤

1. 脸部（舒缓脸部紧绷）

取适量婴儿油或婴儿润肤乳液，从前额中心处用双手拇指往外推压，划出一个微笑状。眉头、眼窝、人中、下巴，同样用双手拇指往外推压，划出一个微笑状。

2. 胸部（顺畅呼吸循环）

双手放在两侧肋缘，右手向上滑向婴儿右肩，复原，左手以同样方法进行。

3. 腹部（有助于肠胃活动）

按顺时针方向按摩腹部，但是在脐痂未脱落前不要按摩该区域。用手指尖在婴儿腹部从操作者的左方向右按摩，操作者可能会感觉气泡在指下移动。可做"I LOVE YOU"亲情体验，用右手在婴儿的左腹由上往下画一个英文字母"I"，再依操作者的方向由左至右画一个倒写的"L"，最后由左至右画一个倒写的"U"。在做上述动作时要用关爱的语调说"我爱你"，传递爱和关怀。

4. 背部（舒缓背部肌肉）

双手平放于婴儿背部，从颈部向下按摩，然后用指尖轻轻按摩脊柱两侧的肌肉，然后再次从颈部向脊柱下端迂回运动。

5. 手部（增加灵活反应）

将婴儿双手下垂，用一只手捏住其胳膊，从上臂到手腕轻轻挤捏，然后用手指按摩手腕。用同样的方法按摩另一只手。

双手夹住小手臂，上下搓滚，并轻拈婴儿的手腕和小手。在确保手部不受伤的前提下，用拇指从手掌心按摩至手指。

6. 腿部（增加运动协调功能）

按摩婴儿的大腿、膝部、小腿，从大腿至踝部轻轻挤捏，然后按摩脚踝及足部。接下来双手夹住婴儿的小腿，上下搓滚，并轻拈婴儿的脚踝和脚掌。在确保脚踝不受伤害的前提下，用拇指从脚后跟按摩至脚趾。

小贴士 ————————————————————

为小宝宝做抚触的最佳时间是在两次喂奶之间，宝宝的情绪稳定，没有哭闹和身体不适的时候。先从 5 分钟开始，然后延长到 15 ~ 20 分钟。切忌在宝宝过饱、过饿、过疲劳的时候抚触。妈妈在给宝宝做抚触时，不一定要按照从头到脚、从左到右的顺序，每个动作一一做到。因为小宝宝是不会被这些规矩左右的，有的宝宝就喜欢别人抚摸小肚子，而有的宝宝则喜欢动动小手、动动小脚。所以抚触应该是按照自己宝宝的喜好来安排，可以打乱抚触的顺序，或自创几个宝宝喜欢的动作。

第二课 中医保健助长操

　　小儿生机旺盛而又形气未充的生理特点，导致小儿在病理上表现"发病容易，传变迅速"，从治未病的角度开展儿童中医保健调养可达到事半功倍的效果。中医保健助长操是在中医理论基础上，根据儿童生长发育特点，通过刺激经络、穴位，达到调理脾胃肝肾、调达气机等方面的作用，以提高免疫力，增强抗病能力，促进消化吸收，改善大脑供血，增强记忆力，调整机体内分泌系统及内脏功能，使儿童正常发育、健康成长。

　　这套中医保健助长操是运用中医经络理论结合中国传统保健功法八段锦为基础而设计的，简单方便易学，可以在家带领宝宝一起做。

1. 熊出没（图1、图2）

　　动作要领：两脚平行开立，与肩同宽。两臂徐徐分别自左右身侧向上高举过头，十指交叉，翻转掌心极力向上托，同时头缓缓上观，使两臂充分伸展。

　　两手交叉上托，拔伸腰背，提拉胸腹，具有疏肝理气、促使全身气机流畅之功效。

2. 聪明的一休（图3）

动作要领：两脚平行开立，与肩同宽。一手放于腰部，一手抚摸并叩击百会穴。

百会穴：在头部正中，两耳尖连线的中点。头为诸阳之汇，百会穴位于头顶正中，是百脉所会之处，具有调达全身气血的作用。

3. 大耳朵图图（图4）

动作要领：两脚平行开立，与肩同宽。双手分别从下而上提拉耳郭，以微微发热为宜。

中医五行学说认为，肾主藏精，开窍于耳，肾又主骨。肾对人体身高的影响极为重要，经常进行一些双耳锻炼法，可以促进小儿增高。

4. 小鲤鱼历险记（图5、图6）

动作要领：两脚平行开立，与肩同宽。两掌分按脐旁。上体缓缓前倾，两膝保持挺直，双手掌心向下，沿着大腿前往下拉伸，双手伸直夹于头部缓缓起身。

督脉是人体奇经八脉之一，六条阳经都与督脉交会，具有调节阳经气血的作用，故称为"阳脉之海"。中医怎么助长身高呢？是以背后脊柱正中线（就是督脉）作为生长之基，督脉是一身阳气之本，拉伸后背有助于身高增长。

中医保健助长操

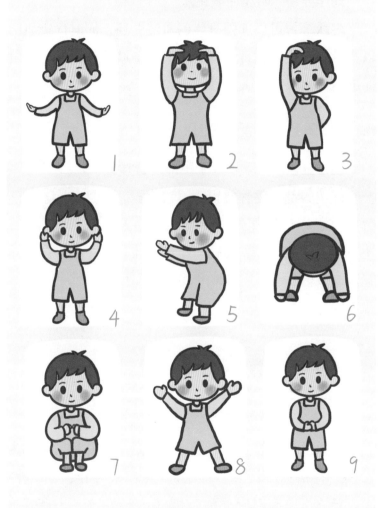

5. 青蛙跳水（图7、图8）

动作要领：四肢伸展跳跃。

跳跃练习可以加强身体的血液循环，同时促进肌肉以及骨骼的生长发育，有助于提高下肢肌肉爆发力，对促进身高增长有很大帮助。

6. 小猪佩奇（都配齐啦）（图9）

动作要领：双手掌放于腹部进行揉按。

揉按腹部可健脾益胃，消食化积。

扫一扫，观看
中医保健助长
操视频

为了让中医保健操更加生动有趣，还可以配儿童歌《小跳蛙》，让我们一起跳起来吧！

第三课 情绪引导

中医学把"怒、喜、思、悲、恐"这几种情绪称为"五志"，根据中医五行理论，"五志"与肝、心、脾、肺、肾之五脏有对应关系，《黄帝内经》曰："人有五脏化五气，以生喜怒悲忧恐。"情志的变动和五脏的功能息息相关，五志调五脏，保证良好的情绪才能使五脏调和，达到身体的阴阳平衡，此所谓"阴平阳秘，精神乃治"。

1. 营造良好的亲子关系

婴儿对周围的环境变化、大人的情绪变动敏感，幼儿情绪虽较婴儿丰富，但自身处理情绪能力差。因此，婴幼儿时期的情绪调护最重要的是家长的引导和调动，要求父母有一个良好的情绪状态，起到积极引导作用。

良好的亲子关系才能增进孩子的安全感，利于情绪的引导。首先，对孩子的情绪变化敏感、善于观察，耐心倾听并给予积极暗示，及时满足孩子的合理需求，使不良情绪及时得到排解。其次，增加与孩子的身体接触，特别是婴儿期的孩子，身体的亲密接触可使孩子获得更多安全感和依恋，引导孩子良好情绪。再次，对于幼儿期孩子，多与其交流情绪问题可促进情绪理解能力的发展，鼓励他们表达自己的情绪和愿望，及时发现异常情绪并给出简单的应对策略，如：捂住耳朵，自言自语等。同时，良好的亲子关系与父母的行为息息相关，父母应用积极的情绪行为引导婴幼儿，建立平等的、互相尊重的、充满爱的亲密关系，应在细节处给予孩子关心和鼓励，如亲昵的轻拍、信任的眼神、温暖的拥抱等，潜移默化地给孩子一个良好的情绪引导，为健康的情绪能力发展打下基础。另外，良好的育儿观有助于引导孩子社会情绪能力发展，父母应统一育儿观念，避免观念不一影响孩子情绪。

2. 中医五音疗法

音乐是人们用来表达情感的重要方式，可以使婴幼儿消除紧张情绪，获得情感的平衡。"百病生于气而止于音"，说明了音乐对人们健康的重要性。在中医学中，宫、商、角、徵、羽，是为"五音"，通过用不同音阶音色来影响调节情志，作用于五脏。适当的音乐可平和心志，提升安全感。

（1）养肝

角音清脆爽朗，属"木"，可入肝。名曲《胡笳十八拍》《列子御风》《庄周梦蝶》《江南好》《江南丝竹》《蓝色多瑙河》等。最佳赏乐时间：19:00—21:00，这是一天中阴气最重的时段，欣赏该类曲目可以避免克制肝气旺盛，滋阴养肝，柔顺肝气以达到体内肝气平衡。

（2）舒心

徵音热烈欢快，属"火"，可入心。名曲《紫竹调》《步步高》《喜相逢》《金蛇狂舞》《解放军进行曲》《卡门序曲》《百鸟朝凤》《春节序曲》《闲聊波尔卡》等。最佳赏乐时间：21:00—22:00，可以舒畅情志，调和心境，减轻焦躁，补益心脏，产生愉悦感。

（3）健脾

宫音雄伟，沉静悠扬，具"土"之特性，可入脾。《十面埋伏》《春江花月夜》《月儿高》《月光奏鸣曲》《秋湖月夜》《鸟投林》《闲居吟》等。最佳赏乐时间：进餐期间或餐后一小时内，刺激脾胃，促进消化吸收，减轻脾胃负担。

（4）润肺

商音清净，具"金"之特性，可入肺。《阳春白雪》《第三交响曲》《阳关三叠》《嘎达梅林》等。最佳赏乐时间：15:00—19:00，可平衡肺气，缓解呼吸道不适。

（5）养肾

羽音淡荡，属"水"，可入肾。古琴演奏《梅花三弄》《汉宫秋月》《昭君怨》《塞上曲》等。最佳赏乐时间：07:00—11:00，补益肾气，使神清气爽。

3. 亲子游戏

亲子游戏可促进婴幼儿良好情绪及情感发展，根据内容与性质可分为音乐游戏、益智游戏、手指游戏、语言游戏、生活游戏、运动游戏等，在游戏中从不同角度启发引导，积极肯定与鼓励，让孩子在体验游戏的乐趣和满足时情感上也得到支持，有利于获得良好的情绪引导。应根据宝宝年龄选择适合的亲子活动。

出生0~6个月的婴儿主要是进行抬头、翻身、坐等大动作，基本处于躺、抱、坐的状态，正处于各种感觉器官迅速生长发育的重要时期，可以用色彩鲜艳的图片让婴儿用眼跟踪，帮助视觉发育；不同声音的摇铃、拨浪鼓、音乐盒或为孩子唱歌等吸引注意力和转移情绪，帮助听觉发育；抓握玩具可对婴儿的触摸觉有良好的刺激。利用宝宝天生的模仿能力"扮鬼脸"沟通亲近；锻炼手眼协调的好办法——"追玩具"；培养自我意识的好方法——"摇一摇"。随着孩子逐渐从坐过渡到爬、扶走，8~12个月时需要一个相对独立的活动场所，可添置玩具、幼儿读物等。可做一些跟着音乐"拍拍手"，"捡捡丢丢"锻炼对物品的掌控力；一起翻看家庭相册，辨识家庭成员，鼓励孩子表达；挑选几个空盒子，将宝宝的玩具放在其中一个空盒子里"猜猜玩具在哪里"等亲子游戏。

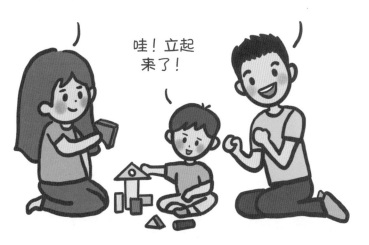

1～3岁的幼儿能独立行走，自我意识不断提高，这个时期的宝宝对色彩、空间的感知进一步发育，可以与宝宝一起听音乐、做游戏、绘画、涂色、搭积木、做食物等，锻炼动手和沟通能力，并鼓励他们分享自己的体验，充分倾诉和被倾听，以获得更多的心理安慰和满足。还可以进行多种户外亲子游戏如小足球、推拉车、适当攀爬追逐等体育类游戏，广场、公园、游乐场等均是与孩子做亲子游戏的好场所。

在中医理论中，肝的主要生理功能是主导疏泄，调畅情志，适当的运动可助肝疏泄，引导良好的情绪。另外，合理的饮食、充足的睡眠也跟良好的情绪密切相关。

如果孩子在没有生病的情况下情绪依然难以安抚，且表现出身体不舒服自我调节无效时，应尽快寻求专业帮助。

第四部分

合理饮食

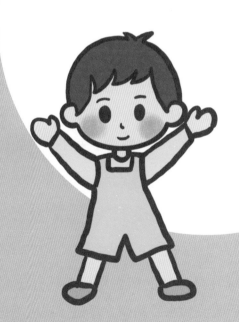

小儿喂养是保证儿童正常生长发育的极其重要的工作，小儿处于不断的生长发育过程中，对水谷精微的要求较高，应重视科学喂养。各年龄期小儿生长发育不同，对小儿喂养也有所区别。

　　年龄分期：从出生到 6 岁这段时期，一般分为新生儿期、婴儿期、幼儿期、幼童期四个阶段，每个阶段对于喂养的要求不同。

 第一课　新生儿期喂养

　　新生儿期是指从出生到满 28 天这段时间，小儿为适应外界环境，呼吸、消化和泌尿系统不断地适应和调整，体重迅速增长。中医认为，新生儿脏腑娇嫩，形气未充，对周围环境适应能力差，胃肠功能较弱，应尽可能以母乳喂养为宜。

1. 母乳喂养的优点

　　（1）母乳是母亲的精血所化，具有较高的营养价值，母亲所吸收的水谷精微，经过"层层筛选、层层把关"，转化为最适合宝宝的食物。母乳是妈妈为宝宝准备的最宝贵的东西，也是上天赐予宝宝最好的礼物。

（2）母乳中携带着妈妈的气血，能够为宝宝筑起一道坚固的屏障，把邪气屏蔽于外，保护宝宝不受外邪侵袭，减少疾病的发生。

（3）母乳经济实惠，随时都可以直接喂食，省时省力。

2. 母乳喂养的方法

新生儿按需要随时喂母乳。新生儿娩出后，应迅速清理口腔内异物，保证呼吸道畅通，无特殊情况后应让婴儿与母亲早接触，早开奶，并应母婴同室，按需喂母乳。部分新生儿出生后上腭中线或齿龈部位有散在的黄白色、碎米大小的小颗粒，称为"马牙"，会于数周或数月自行脱落，无须挑刮。新生儿口腔两侧颊部各有一个脂肪垫隆起，称为"螳螂子"，有助于吸吮，不能挑割。

3. 母乳喂养的注意事项

每次母乳喂养前先用温水擦拭干净乳头，母亲采取坐位，尽量坐直或靠坐，以免出现产后腰痛，将小儿抱入怀中哺乳，让婴儿吸空一侧乳房后再吸另一侧。哺乳结束后，将小儿头部俯靠在妈妈肩部，轻轻拍宝宝背部，把小朋友吸入胃中的空气排出，以防溢乳。对于母乳不足或无母乳的妈妈，可以用些通经下乳的中药，及配合针灸、乳房按摩等方法增加母乳的分泌量。

因母乳不足或其他原因不能进行母乳喂养的，可以以牛乳、羊乳或配方乳补充或代替。部分母乳喂养的小儿应先喂母乳，将乳房吸空，然后再补充其他奶制品。对于完全人工喂养的小儿，应选用优质的乳制品，满足婴幼儿营养需求，促进生长发育。

 ## 第二课　婴儿期喂养

从出生 28 天到 1 岁为婴儿期，这阶段的小儿生机蓬勃，发育迅速，需要优质的营养补充，但由于脏腑娇嫩，气血未充，故饮食上还是以母乳或牛乳为主，世界卫生组织（WHO）和我国卫生部制定的《婴幼儿喂养策略》建议生后 6 个月内完全接受母乳喂养。6 个月后可逐渐添加些辅食，添加原则一般由少到多，由一种到多种，由细到粗，从软到硬，并注意进食技能的培训，以满足婴儿营养物质的需要。

2 个月以上的婴儿母乳喂养可以按小儿睡眠规律，每 2～3 小时喂 1 次。逐渐延长到 3～4 小时喂 1 次，夜间逐渐停 1 次，一昼夜共 6～7 次，4～5 个月后可减少至 5 次。每次哺乳时间为 15～20 分钟。根据婴儿个体差异，可适当延长或缩短每次哺乳时间，以吃饱为度。

添加辅食原则

辅食的添加应遵循循序渐进的原则。小儿脏腑娇嫩，形气未充，对周围环境适应能力差，胃肠功能较弱，应尽可能遵从以下原则：从少到多、从细到粗、从稀到稠、从一种到多种，不舒服时退回上一段辅食，待身体健康时再恢复到原来添加辅食阶段。

6月龄小儿可以适当添加些泥状食物，菜泥、水果泥、含铁配方米粉，配方奶等；7~9月龄小儿可以添加末状食物，稀饭（软饭）、肉末、菜末、蛋、鱼泥、豆腐、配方米粉、水果等；10~12月龄的小儿可添加软饭、碎肉、碎菜、鱼肉、豆制品、水果等。

 第三课 **幼儿期饮食**

幼儿期指从1岁到3岁这段时期，体格增长较前放缓，脏腑功能日趋完善，对外界环境逐渐适应，乳牙渐渐长出，语言、动作、思维发展迅速。这一时期小儿接触外界增多，感染机会加大，喂养不当，易致吐泻。此期也是各种传染病的高发期。

喂养方面需注重营养的均衡，肉类、蔬菜、豆类、瓜果、乳制品等都可适量给予。这一时期小儿添加辅食较杂，加之小儿不会自控，容易导致积食，出现腹泻、便秘、消化不良、疳积等胃肠症状与疾病。适当给予一些促进消化，健脾助运的食物，如锅巴莲子粉：锅巴（炒黄）、莲子各120克。莲子去心，蒸熟后晾干，与锅巴共为细面，每次3~5匙，加白糖适量，温水调服，具有健脾益气，消食开胃的功效，常食可增加食欲。

第四课 幼童期饮食

从3岁到6岁为幼童期，也叫学龄前期，这一时期小儿神经系统发育迅速，身体抵抗力进一步加强，和外界接触更广，小儿处在幼儿园阶段，易患各种传染性疾病及慢性反复发作性疾病，如感冒、咳嗽、遗尿等。我们可以给些药膳，祛邪扶正，以增强小朋友的抗病能力。

要想孩子有健康强健的体魄，调理脾胃是关键，如遇孩子气血虚弱、发育迟缓，可用健脾粉健脾益气。

健脾粉：茯苓10克、芡实10克、莲子10克、扁豆20克、薏米15克、山楂10克、山药10克、建曲5克，上药打粉过筛，开水冲服，每次5克，每日2次，健脾益气，增强体魄。

在饮食上，注意摄入足够的蛋白质、维生素和碳水化合物，不宜油腻，以易于消化、营养丰富为原则。

 第五课 过敏体质的饮食

过敏反应是指当某种抗原（过敏原）通过吸入、食入、注射或接触等途径进入人体后，机体出现一组器官或全身性的免疫反应，导致相应器官的功能障碍或组织损伤。常见的过敏反应和过敏性疾病有湿疹、荨麻疹、接触性皮炎（包括虫咬性过敏等）、消化道食物过敏、过敏性鼻炎、过敏性咳嗽、支气管哮喘、药物过敏等，严重者会发生过敏性休克危及生命。过敏体质，一方面是遗传，另一方面与饮食、压力过大、疾病等导致抵抗力变差、免疫功能不足有关。

对于易过敏宝宝该怎么判断其是不是过敏体质呢？首先，看父母中有没有过敏的体质；其次，宝宝有没有反复的婴幼儿湿疹或喘息、鼻痒、喷嚏的病史；最后，进一步检测，包括过敏原检测、血清过敏原特异性 IgE 测定、支气管激发试验等。这类儿童饮食该注意什么呢？

1. 日常饮食要均衡

选择成品食物要注意成分表，避免过敏成分，不要吃油腻、辛辣的食物，同时要少吃甜食，这些食物也许会加重过敏症状。多吃含维生素丰富的食物，加强机体免疫功能。不吃冰冷的食物。

常见的可能引起过敏的食物：牛奶、花生、蛋、鱼、核果类、甲壳类海鲜（如虾、蟹）、面粉等。现代食品工业发达，也有一些人因为食品添加剂而过敏，如色素、抗氧化剂、防腐剂等。这类含有添加剂的食物，如蜜饯、糖果等，过敏患者少吃为宜。此外，有些食物不只是食用，即使接触，也可能造成皮肤发痒、红肿的过敏反应，如香蕉、芒果、奇异果、栗子、木瓜等。

2. 养成良好的生活习惯

经常换洗衣物，枕头、床单、被褥等要经常清洗且晾晒。不要处在花粉浓度高以及刷油漆的地方。要从日常生活中避免接触过敏原。

3. 锻炼身体，增强抵抗力

有规律地适当做些运动，放松身心，再配合药膳饮食来增强免疫功能，对改善过敏性体质有显著效果。

4. 居家注意

宝宝穿戴尽量选用棉质衣物，定期换洗，保持室内干燥通风，应避免使用易积聚灰的家具。家长及客人不在室内吸烟，避免带孩子到吸烟的公共场所。定期清洁空调过滤网。减少家中的植物装饰，盆栽植物中潮湿的土壤是理想的霉菌繁殖地，易导致孩子真菌过敏。不用填充的或长毛绒玩具，不铺设地毯和挂毯，避免饲养小动物。

5. 其他

搞清楚病因，能避免的尽量避免，包括饮食、接触等方面。如对于尘螨过敏，过敏时期最好佩戴口罩。

 第六课 **乳糖不耐受的饮食**

乳糖不耐受是指由于小肠黏膜乳糖酶缺乏，导致乳糖消化吸收障碍，从而引起以腹胀、腹痛、腹泻为主的一系列临床症状，包括原发性与继发性两种。据某项统计显示，在我国，乳糖不耐受的发生率高达90%以上。

乳糖是机体组织和细胞能量的主要来源，是机体器官、肌肉和神经组织的重要组成成分，尤其是乳糖的分解产物——半乳糖，参与脑组织及脑神经系统的构成。

目前对于乳糖不耐受的主要治疗方法：①补充乳糖酶，在牛奶中加入乳糖酶，在合适的温度下，经过一定时间的水解，利用乳糖酶分解乳糖，达到降低乳糖的目的。②无乳糖奶粉，不含乳糖，碳水化合物为麦芽糖糊精，易消化吸收，渗透性低，降低肠黏膜对高渗透性食物的敏感性，有利于减轻腹泻症状。无乳糖奶粉为优质牛乳蛋白配方，能确保蛋白质的足量供应和良好利用，而且有天然奶味，更易被患儿接受，并方便以后转为母乳或普通配方奶，且含有婴儿正常所需的全部矿物质和维生素。③低乳糖饮食，乳糖不耐受症婴儿短期低乳糖饮品喂养有利于婴儿的生长发育，维护其免疫功能的稳定。④发酵乳，发酵乳就是"酸奶"，通过发酵使酸奶的乳糖水平降低，营养价值有所提高。发酵乳中的活菌可进入肠道，改善肠道菌群，使肠道表面的乳糖酶活性升高，改善机体对乳糖的代谢吸收状况。

乳糖不耐受主要表现为腹泻，在中医属于"泄泻"范畴，病位在脾胃，基本病机为脾虚湿盛，所谓"无湿不成泄""湿多成五泄"，脾为湿土之脏，喜燥恶湿，得阳始运，遇湿则困。脾虚不能温运腐熟水谷，湿浊停留不化，清浊相混，升降失司，故脾虚湿滞是本病迁延难愈的病理特点和基本证型，小儿推拿、艾灸等方法可改善。也有部分患儿表现为呕吐、营养不良、便秘，可参照本书常见病相关章节处理，通过调理脾胃功能而改善各种症状。

 第七课 食物蛋白过敏的饮食

目前对于食物蛋白过敏的宝宝，国内外公认的管理方案是回避过敏食物，选择替代配方，满足营养需要。不同的饮食指导方案如下。

1. 饮食回避方案

一些学者主张在症状发作期间，回避所有常见的过敏原，选择替代配方满足宝宝的营养需要，在症状缓解后再一个一个地逐渐恢复食物；另有学者则主张继续正常饮食，逐个排查，直到找到引发过敏症状的那个食物。第二种所述方法因为观察时间长，可能影响宝宝的营养摄入以致生长发育迟缓。

2. 辅食添加方案

一些学者认为只要不发生严重的过敏反应，可忽略某些过敏症状，如恶心、吐奶，少量血便或血丝便等消化道症状，可以继续添加辅食，症状会随着时间的推移而自然缓解。另有一些学者认为，消化道黏膜损伤期间，应该选择替代配方，回避所有的过敏食物，且不添加新的饮食，等待消化道症状缓解、黏膜修复后再逐一恢复饮食或添加新的饮食。

　　宝妈该选择哪样的饮食回避方案及辅食添加方案？我们的建议是在症状发作、有黏膜损伤期间，选择恰当的替代配方，满足营养需求，回避所有常见的过敏原，待症状消失 2~4 周后逐渐恢复饮食，或逐一添加新的辅食。

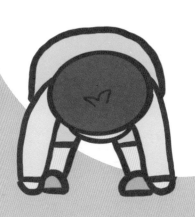

第五部分

小儿推拿
常用穴位

第一课　**上肢穴位**

1. 脾经

　　位置： 拇指螺纹面。

　　功效： 健脾和胃，补
　　　　　　气血。

2. 肝经

　　位置： 示指（食指）螺
　　　　　　纹面。

　　功效： 平肝泻火，息风
　　　　　　镇惊，解郁除烦。

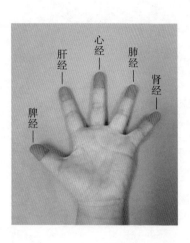

肝经－　心经－　肺经－　肾经－　脾经－

3. 心经

　　位置： 中指螺纹面。

　　功效： 清泻心火，养心安神。

4. 肺经

　　位置： 环指（无名指）螺纹面。

　　功效： 利咽止咳，顺气化痰。

5. 肾经

位置：小指螺纹面

功效：补肾益脑，益气养神，纳气定喘。

6. 内八卦

位置：以手掌中心为圆心，圆心至中指根距离 2/3 为半径之圆周。

功效：顺运行气消积，化痰，平喘；逆运降逆。

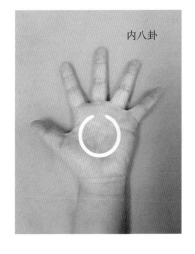

内八卦

7. 小天心

位置：大、小鱼际交接之凹陷处。

功效：通经络，疏风解肌，清热利尿，镇惊，明目。

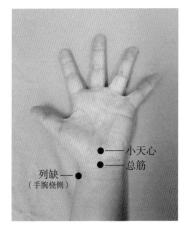

小天心
总筋
列缺
（手腕桡侧）

8. 三关

位置：前臂桡侧，阳池至曲池成一直线。

功效：补气行气，温阳散寒，发汗解表。

9. 六腑

位置：前臂尺侧缘，肘横纹至腕横纹一条直线。

功效：通腑，泻热，解毒。

10. 天河水

位置：前臂内侧正中，总筋至曲泽一条直线。

功效：清热凉血，利尿除烦。

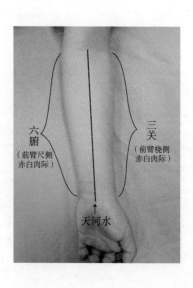

11. 合谷

位置：手背，第1、2掌骨间，当第2掌骨桡侧的中点处。

功效：祛风解表，镇静止痛。

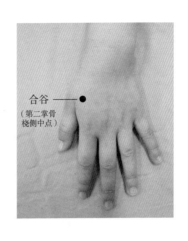

合谷 ——●
（第二掌骨桡侧中点）

12. 曲池

位置：屈肘成直角，肘横纹外侧端与肱骨外上髁连线中点。

功效：疏通经络，清热泻火。

13. 二人上马

位置：手背，第4、5掌指关节后方，两掌骨间凹陷中。

功效：滋阴补肾，利水通淋，顺气散结。

注：二人上马和二马是一个穴位，可以称为二马、二人马。

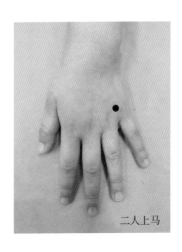

二人上马

14. 二扇门

位置：掌背中指根两侧凹陷中。

功效：发汗解表，温中散寒，退热平喘。

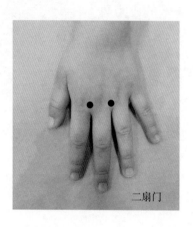

二扇门

15. 大肠

位置：示指桡侧缘，指尖至指根成一条直线。

功效：调理肠道，涩肠止泻，清热利湿通便。

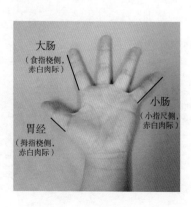

大肠
（食指桡侧，
赤白肉际）

小肠
（小指尺侧，
赤白肉际）

胃经
（拇指桡侧，
赤白肉际）

16. 板门

位置：手掌大鱼际平面中点。

功效：板门为脾胃之门，可以调升降、化积滞。

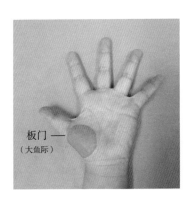

板门——
（大鱼际）

17. 一窝风

位置：手背，掌横纹中央之凹陷。

功效：温经散寒，活血止痛，利关节。

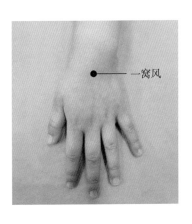

——一窝风

18. 外劳宫

位置： 手背正中央，与内劳宫（手掌正中央）相对。

功效： 温阳散寒，升举阳气。

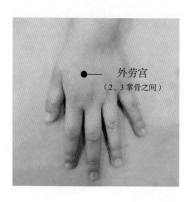

外劳宫
（2、3掌骨之间）

19. 四缝

位置： 掌面，示指、中指、环指、小指第1指间横纹。

功效： 化积消疳，退热除烦，散瘀结。

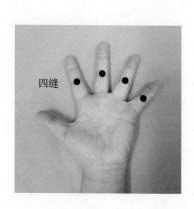

四缝

20. 膊阳池

位置：手背，一窝风上
3寸。

功效：疏风解表，通降
二便，止头痛。

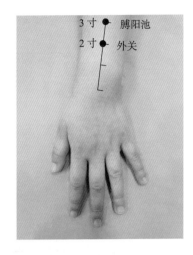

21. 内关

位置：腕横纹上2寸，
掌长肌腱与桡侧
腕屈肌腱之间。

功效：止痛，降逆止呕。

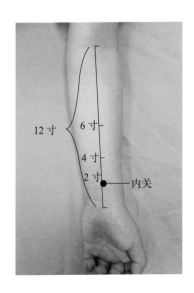

22. 神门

位置：腕横纹尺侧端，尺侧腕屈肌腱的桡侧凹陷处。

功效：安神定志。

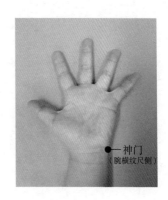

———神门
（腕横纹尺侧）

 第二课 **下肢穴位**

1. 涌泉

位置：位于足掌，前 1/3 与中 1/3 交界处的凹陷中。

功效：引火归元，滋阴补肾，除烦。

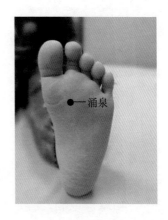

●——涌泉

2. 足三里

位置：外膝眼下 3 寸，胫骨前缘外侧 1 横指。

功效：补益脾胃，和胃化积。

3. 上巨虚

位置：小腿前外侧足三里下 3 寸。

功效：调节胃肠，强下肢。

4. 下巨虚

位置：上巨虚穴下 3 寸。

功效：分清别浊，止泻。

5. 丰隆

位置：外踝上 8 寸，胫骨前缘外侧 2 横指。

功效：化痰浊，通大便。

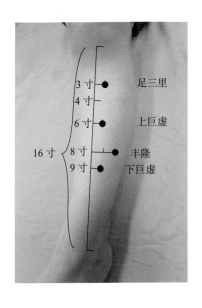

6. 箕门

位置：大腿内侧，髌骨上
缘至腹股沟成一
直线。

功效：清热利尿。

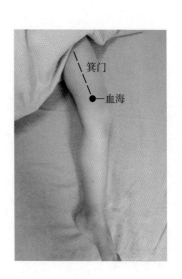

7. 太溪

位置：内踝与跟腱之间凹
陷中。

功效：补肾，养阴，敛汗。

8. 三阴交

位置：内踝直上 3 寸，胫
骨后缘凹陷中。

功效：养阴清热，通调
水道。

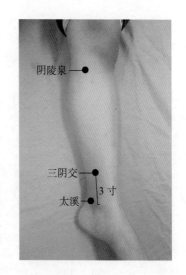

9. 阴陵泉

位置：胫骨内侧髁下方凹
陷处。

功效：健脾化湿。

10. 太冲

位置：足背，第1、2
跖骨结合部之
前凹陷中。

功效：疏肝醒脾，调
理气机。

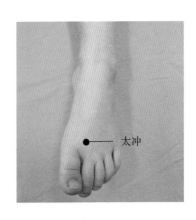

太冲

11. 梁丘

位置：屈膝，在髂前上棘与髌骨外上缘连线上，髌
骨外上缘上2寸。

功效：缓急止痛。

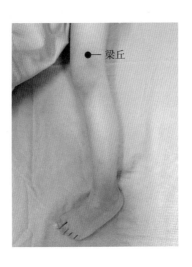

梁丘

第三课　胸腹部穴位

1. 膻中

位置： 胸部，前正中线
上，两乳头连
线中点。

功效： 理气顺气，止咳
化痰，开胸散结。

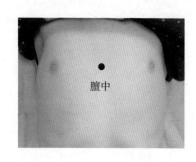

膻中

2. 四边穴（即中脘穴、双天枢穴、关元穴）

（1）关元

位置： 下腹部，前正中线上，当脐下 3 寸。

功效： 培补元气，泻浊通淋。

（2）天枢

位置： 肚脐旁开 2 寸，左右各一。

功效： 疏调大肠，理气消滞。

（3）中脘

位置： 脐上 4 寸，当剑突下至脐连线的中点。

功效： 调中和胃，消食化积，健脾。

3. 下脘

位置：脐上 2 寸，当
中脘至脐连线
的中点。

功效：和中理气，消
积化滞。

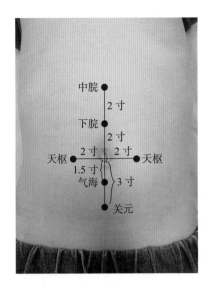

4. 气海

位置：下腹部，前正
中线上，当脐
下 1.5 寸。

功效：益气助阳，导赤通淋。

5. 腹

位置：整个腹部。

功效：调理肠道，健脾和胃，理气消食。

6. 肚角

位置：脐下 2 寸（石门穴）旁开 2 寸左右大筋。

功效：行气，镇痛，镇惊，消导。

第四课 背部穴位

1. 脊

位置： 背部大椎穴以下至腰骶部。捏脊操作时一般提捏脊柱正中或左右膀胱经（正中线旁开 1.5 寸）。

功效： 小儿捏脊是小儿推拿中使用最广泛的手法，通过对督脉和膀胱经的捏拿，达到调整阴阳，通理经络，调和气血，恢复脏腑功能的作用。

2. 肾俞

位置： 第 2 腰椎棘突下，后正中线旁开 1.5 寸，左右各一。

功效： 补肾止遗，强筋骨。

3. 肺俞

位置： 第 3 胸椎棘突下，后正中线旁开 1.5 寸，左右各一。

功效： 止咳平喘，敛阴清热。

4. 脾俞

位置：第 11 胸椎棘突下，后正中线旁开 1.5 寸，左右各一。

功效：健脾开胃，消食导滞。

5. 胃俞

位置：第 12 胸椎棘突下，后正中线旁开 1.5 寸，左右各一。

功效：通腑导滞，止痛、止呕。

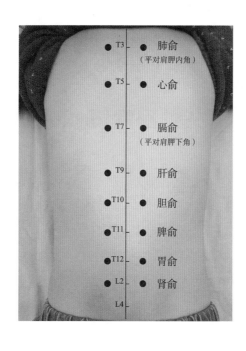

6. 命门

位置：腰部，第2腰椎棘突下凹陷中，后正中线上。

功效：温补肾阳。

7. 龟尾

位置：尾椎骨末端。

功效：止泻，通便。

8. 七节骨

位置：第4腰椎棘突至尾骨尖成一直线。

功效：推上七节骨为温、补、升。推下七节骨为清、泻、降。

 第五课 头颈部穴位

1. 三风穴（风池穴、风府穴）

（1）风池

位置：在枕骨下，当胸锁乳突肌与斜方肌上端之间的凹陷处，左右各一。

功效：发汗解表，祛风散寒。

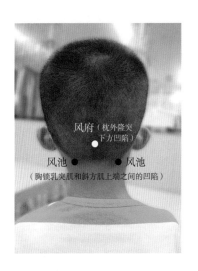

风府（枕外隆突
下方凹陷）

风池 ● ● 风池

（胸锁乳突肌和斜方肌上端之间的凹陷）

（2）风府

位置： 后发际正中直上 1 寸，枕外隆凸直下凹陷中。

功效： 疏风解表，醒脑开窍。

2. 头面四大法

（1）天门

位置： 两眉正中至前发际成一直线。

功效： 祛风散邪，通鼻窍，开窍醒神，调节阴阳。

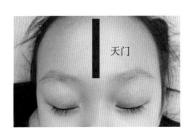

天门

（2）坎宫

位置： 自眉头起沿眉梢成一横线，左右对称。

功效： 疏风解表，调节阴阳，醒脑明目，止头痛。

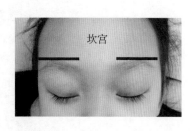

（3）太阳

位置： 外眼角与眉梢连线中点后方凹陷处。

功效： 疏风解表，调节阴阳，清利头目，止头痛。

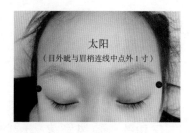

（4）耳后高骨

位置： 耳后乳突下约1寸处的凹陷中。

功效： 疏风解表，镇静安神，定惊。

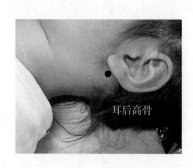

3. 囟门

位置：一岁半以前小儿前发际正中直上约 2 寸未闭合的菱形骨陷中。

功效：祛风定惊，益智健脑，升阳举陷，通窍。

4. 百会

位置：后发际正中直上 7 寸，或当头部正中线与两耳尖连线的交点处。

功效：祛风定惊，益智健脑，升阳举陷，通窍。

5. 肩井

位置：位于大椎与肩峰端连线中点。

功效：发汗解表，宣通气血，升提气机。

6. 迎香

位置：平鼻翼外缘，当鼻唇沟中取穴。

功效：通鼻窍，摄涕。

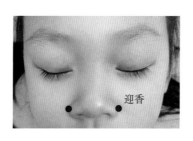

第六部分

常见病的家庭推拿及小秘方

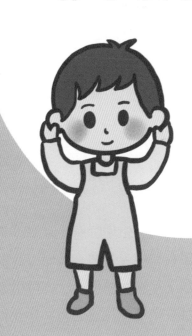

第一课 **宝宝发热别着急**

1. 概述

发热是指各种原因引起的孩子体温升高。

扫描二维码，学习
小儿发热推拿手法

根据温度的高低，可分为低热：37.1~38℃；中等度热：>38~39℃；高热：>39~41℃；超高热：41℃以上。

由于孩子对外界环境适应能力差，身体的正气尚未发育完全，所以常常会有邪气侵体的状况发生。身体里的正气与邪气作斗争，就可能会引起发热症状。

2. 病因病机

引起发热的原因主要有四个方面：感受外邪、素体热盛或者邪毒入里、胃肠积热、气虚发热。基于婴幼儿脏腑娇嫩、肌肤薄弱的生理特点，且寒暖不能自调，如果调护失宜，很容易感受外邪，从而引起发热；外邪不解入里，或者孩子平素体质偏热，亦可引起发热；或平素饮食嗜食肥甘、辛辣、热盛之物，导致胃肠积热；或者久病体弱，元气亏虚，虚阳浮于外而发热。

3. 治疗

（1）治疗原则

辨清发热的性质及原因，外感引起的以疏散外邪为主，里热炽盛以清解里热为主，虚热则以扶正补虚清热为主。

（2）推拿基础方

清心平肝 300 次，清天河水 300 次，擦涌泉 100次，挤捏督脉 5 ~ 10 次。

（3）分型及加减

①外感发热：主要表现为恶寒发热，周身不舒，鼻塞流涕，打喷嚏，咽喉不适，舌苔薄白或薄黄，脉浮，指纹浮。

基础方加头面四大法（开天门 100 次、推坎宫 100次、运太阳 30 次、点耳后高骨 30 次），掐揉二扇门100 次，按揉合谷 30 次、曲池 30 次。

②里热炽盛：主要表现为高热不退，头痛少汗，面赤口渴，心烦喜饮，舌红苔黄燥，脉洪大，指纹紫滞。

基础方加退六腑 200 次，推箕门 200 次。

③胃肠积热：主要表现为脘腹灼热，胀满，不思饮食，口臭，烦躁不安，或恶心呕吐，大便臭秽，苔腻，脉滑，指纹紫滞。

基础方加退六腑 300 次，揉上巨虚穴 30 次，摩腹

（顺时针为主）100 次。

④气虚发热：主要表现为少气懒言，四肢无力，食少便溏，饮食乏味，动则气短，久泻脱肛，舌质淡，苔薄白，指纹淡。

基础方加点擦膻中穴 30 次，揉气海穴 30 次、足三里 100 次、肾俞穴 30 次。

（4）食疗方

注意：本书给出的食疗方大多适用于 1~3 岁儿童一日量，6 月龄到 12 月龄婴儿及较大儿童根据年龄酌情增减。保健方法不见效时请及时到医院就诊。

①葱豉汤

材料：大葱 30 克，豆豉 10 克，生姜 10 克，红糖 15 克。

做法：加水 200 毫升，大火煮开，小火煮 1 分钟，趁热少量频服，致周身微微汗出。

适应证：受凉引起的外感发热。

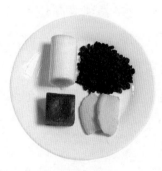

图1　葱豉汤食材

②银花菊花糖水

材料：金银花5克，菊花5克，冰糖20克。

做法：加水200毫升，大火煮开，小火煮1分钟，趁热少量频服，致周身微微汗出。

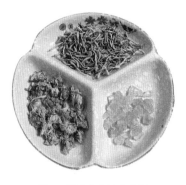

图2　银花菊花糖水食材

适应证：感受风热引起的外感发热。

注意：有金银花的食疗方不适用于蚕豆病宝宝。

（5）其他疗法

①老生姜适量，煮水泡脚。用于治疗小儿外感风寒发热。以水没至脚踝以上为宜，至全身微汗出为止。

②将青蒿、白薇各20g煮沸后过滤，待药汁温度适宜时温洗患儿全身，洗后穿衣盖被片刻，令微汗出，适用于小儿外感风热发热。

③柴胡、鱼腥草、龙胆草各10克，煎取浓汁，滴鼻，每次两侧鼻孔各1滴，每日1次，用于外感风热发热。

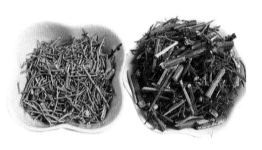

图3　青蒿、白薇

4. 调护

（1）注意休息，观察体温、饮食、神志、出汗等情况的变化。

（2）保持室内通风，避免冷气直接吹，有汗及时擦干，松解衣裤以利散热。

（3）注意多喝温水，保证充足的热量和水分。

（4）保持大便通畅，观察大便的性状，有异常及时送医院检查。

（5）定时测体温，体温过高（>38.5℃）或者孩子精神状态不佳要及时使用退热药，必要时到医院就诊。

 第二课 感冒鼻塞流涕怎么办

1. 概述

感冒相当于西医的上呼吸道感染，主要有发热、鼻塞、流涕、打喷嚏、咳嗽、周身不适等症状。中医认为感冒是因为有邪气侵袭人的身体，所谓的邪气相当于西医的病毒、细菌、支原体、衣原体等。当人被邪气所侵，人体的正气就会奋起抗争了，出现发热、咳嗽等症状。如果

扫描二维码，学习小儿感冒推拿手法

并发了其他症状，出现高热持续不退、咽痛、黄痰等症状时，应及时就医。

2. 病因病机

感冒常常分为风热感冒和风寒感冒。风寒感冒是风寒之邪外袭、肺气失宣所致，通俗说就是着凉感冒。风热感冒主要是因为感受风热之邪，表现为发热重、微恶风，头胀痛，有汗，咽喉红肿疼痛，咳嗽，咯痰黏或黄，鼻塞、流黄涕，口渴喜饮，舌尖边红，苔薄白微黄。

3. 治疗

（1）治疗原则

总的原则是疏风解表，感受风寒治以辛温解表，感受风热治以辛凉解表，感受暑邪治以清暑解表，体虚兼以健脾补肾。

（2）推拿基础方

补脾经300次，清肺平肝300次，顺运内八卦100次，头面四大法（开天门100次、推坎宫100次、运太阳30次、点耳后高骨30次），揉膻中穴30次、肺俞穴30次、风池穴30次，捏脊5～10次。

（3）分型及加减

①风寒感冒：主要表现为恶寒，发热，无汗，头痛，身痛，鼻塞流清涕，打喷嚏，咳嗽，口不渴，舌淡

红，苔薄白，脉浮紧，指纹浮红。

基础方加揉外劳宫100次，推上三关100次，擦风府穴30次。

②风热感冒：主要表现为发热比较重，有汗或者少汗，头痛，流浊涕，痰稠色白或黄，咽红肿痛，口干口渴，舌质红，苔薄黄，脉浮数，指纹浮紫。

基础方加点揉合谷穴30次、曲池穴30次，清天河水100次。

③暑湿感冒：主要在夏季感受暑热，发热，无汗或汗出后热不解，头晕头痛，周身困倦不舒，胸闷，恶心呕吐，口渴心烦，食欲不振，或有泄泻，小便短黄，舌质红，苔黄腻，脉滑数，指纹紫滞。

基础方加清板门100次，揉阴陵泉穴30次，揉丰隆穴30次。

④体虚感冒：主要表现为反复感冒，少气懒言，动则多汗，面色无华，口唇色淡，食少纳呆，大便不调，舌质淡红，脉细无力，指纹淡。

基础方加揉足三里100次、脾俞100次、肾俞100次，摩腹200次。

（4）食疗方

①姜糖苏叶茶

材料：生姜10克，紫苏叶5克，红糖15克。

做法：生姜切片，紫苏叶撕成小块，放入杯中，加沸水冲泡，盖上杯盖闷 5 分钟，加入红糖搅拌均匀趁热饮用。

适应证：风寒感冒。

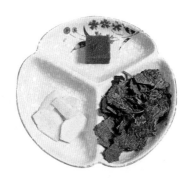

图4　姜糖苏叶茶食材

②豆豉葱白豆腐汤

材料：豆腐 60 克，豆豉 10 克，葱白 30 克。

做法：先将豆豉，豆腐煎汤至一碗，再入葱白，煎沸后趁热服用。

适应证：风寒感冒。

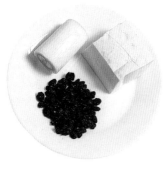

图5　豆豉葱白豆腐汤食材

③山楂银花饮

材料：山楂 10 克，金银花 5 克，蜂蜜 20 克。

做法：将山楂、银花放入砂锅煮沸 3 分钟，滤出药液，调入蜂蜜，趁热饮用。

适应证：风热感冒。

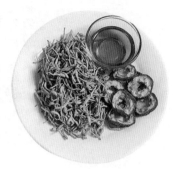

图6　山楂银花饮食材

④银花薄荷茶

材料：金银花 10 克，薄荷 6 克，冰糖适量。

做法：金银花加水煮沸，再加入薄荷煮 2 分钟，过滤出汤汁，加入冰糖搅拌均匀即可饮用。

适应证：风热感冒。

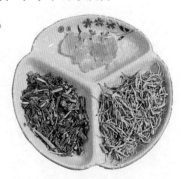

图7　银花薄荷茶食材

⑤感冒饮

材料：桑叶 6 克，菊花
6 克，淡竹叶 6 克，白茅根
6 克，薄荷 3 克。

做法：将上述药物用
沸水冲泡 10 分钟（盖上盖
子），趁热频频服用。

适应证：风热感冒。

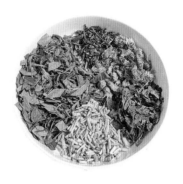

图8 感冒饮食材

⑥荷叶冬瓜汤

材料：荷叶 5 克，冬瓜 100 克，盐少许。

做法：把荷叶泡水 10 分钟，冬瓜洗净后去皮，切
片。锅中加入清水，放入荷叶、冬瓜，熬煮至冬瓜完全
熟烂，加入少许盐调味即可食用。

适应证：暑湿感冒。

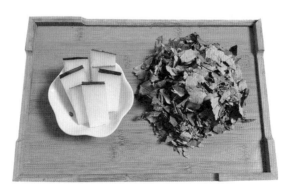

图9 荷叶冬瓜汤食材

⑦香薷饮

材料：香薷 10 克，厚朴 5 克，白扁豆 5 克。

做法：放入保温杯中，沸水盖严冲泡 1 小时，频频服用。

适应证：暑湿感冒。

（5）其他疗法

紫苏叶煮水泡脚

材料：紫苏叶 6 克，荆芥 6 克。

做法：把紫苏叶和荆芥倒入锅中，加入 4 杯水，盖上锅盖，煮沸后 3 分钟关火，闷 7~8 分钟。将熬好的药汁兑入温水中，给孩子泡脚，泡到身体微微出汗。

适应证：风寒感冒。

4. 调护

（1）家里保持空气流通、清新。

（2）饮食宜清淡、易消化，忌食辛辣、冷饮、肥甘厚味之物。

（3）平时多到户外活动，呼吸新鲜空气，多晒太阳，加强锻炼。

（4）随气候变化，及时增减衣物。

（5）避免与感冒患者接触，感冒流行期间少去公共场所。

第三课 **辨清咳嗽对症治**

1. 概述

咳嗽是孩子最常见也最多发的一种
症状，一年四季都有可能发生。有的孩
子甚至几乎天天咳嗽，感冒了会咳嗽，
不感冒也会咳嗽。

扫描二维码，学习
小儿咳嗽推拿手法

家长首先要对咳嗽有正确的认识。咳嗽是人身体的
一种保护反应，是体内的正气与外侵的邪气"交火"时
打响的枪声，所以，我们的目的并不是对付咳嗽，而是
找出引起咳嗽的原因，并把这些原因消除掉。

2. 病因病机

咳嗽的病因包括外因和内因，外因多是由于外感邪
气，导致肺气不宣，上逆而咳；内因多是伤于乳食，致
脾胃运化失司，形成积滞，郁而化热或者聚湿成痰，阻
滞气道而咳。

3. 治疗

（1）治疗原则

小儿咳嗽的治疗，宜宣肺、顺气、化痰；外感咳

嗽，治以疏散为先；内伤咳嗽宜健脾助运利湿化痰为主。

（2）推拿基础方

补脾经 300 次，清肺平肝 300 次，运内八卦 100 次，揉膻中穴 30 次，分胸阴阳 30 次，点揉肺俞 30 次，捏脊 5 ~ 10 次。

（3）分型及加减

①风寒咳嗽：主要表现为咳嗽，鼻塞，恶寒无汗，舌苔薄白，脉浮紧，指纹浮红。

基础方加头面四大法 100 次，推上三关 100 次，揉迎香 30 次。

②风热咳嗽：主要表现为咳嗽，痰涕稠浊，口渴咽痛，身热汗出，舌苔薄白或微黄，脉浮数，指纹浮而淡紫。

基础方加头面四大法 100 次，清天河水 100 次，点曲池 30 次。

③肺热咳嗽：主要表现为咳嗽紧闷，痰多色黄，或喘，发热，舌质红，苔黄，脉浮滑，指纹紫滞。

基础方加点合谷 30 次、曲池 30 次，抱肚法 3 次。

④肺燥咳嗽：主要表现为干咳少痰，咽红咽痛，或声音嘶哑，大便干，舌质红，苔干，脉细。

基础方加揉二人上马 30 次，揉太溪穴 30 次，揉扁桃体体表投影区 100 次。

⑤积食咳嗽：主要表现为咳嗽痰稠，睡卧不宁，手足心热，腹满便秘，舌苔白厚，脉沉滑，指纹沉滞。

基础方加清大肠穴300次，退六腑100次，揉扳门50次、顺时针摩腹100次。

（4）食疗方

①独蒜蜂蜜水

材料：独头蒜5个，蜂蜜20克。

做法：加水200毫升，煮10～15分钟，晾温后饮用。

适应证：各类咳嗽。

②杏仁茶

材料：杏仁6克，生姜10克，白萝卜50克。

做法：上述材料加水200毫升，大火煮开，转文火煮至约100毫升，加入少许白糖，分3次服完。

适应证：风寒咳嗽。

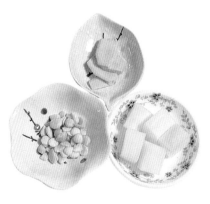

图10　杏仁茶食材

③葱豉苏梗汤

材料：葱白30克，淡豆豉10克，紫苏梗3克。

做法：三者加水200毫升，煮沸取汁，加入红糖，分3次服。

适应证：风寒咳嗽。

④紫苏陈皮水

材料：紫苏、陈皮各9克，白萝卜50克，红糖适量。

做法：上药加水200毫升，大火煮开，小火煮10分钟，加入红糖，待溶化后少量多次频服。

适应证：风寒咳嗽。

⑤百合川贝雪梨汤

材料：百合10克，川贝母6克，雪梨1个，冰糖适量。

做法：雪梨去核，加水200毫升，加入百合、贝母、冰糖，隔水炖1小时，晾温后吃梨喝汤。

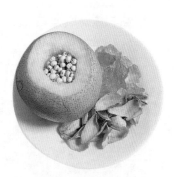

图11　百合川贝雪梨汤食材

适应证：风热咳嗽。

⑥桑菊杏仁饮

材料：桑叶 6 克，菊花 6 克，杏仁 6 克。

做法：上药煎汤取汁，加入适量白糖，少量频服。

适应证：风热咳嗽。

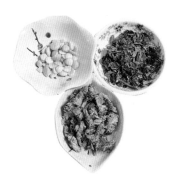

图12　桑菊杏仁饮食材

⑦罗汉果煲猪肺

材料：罗汉果 1 枚，猪肺 100 克。

做法：猪肺洗净，与罗汉果一同煮熟，加少许盐调味，服食。

适应证：风燥咳嗽。

⑧川贝母炖蜂蜜

材料：川贝母 6 克，蜂蜜 20 克。

做法：将川贝母打碎，与蜂蜜一同隔水炖，分 2 次服。

适应证：风燥咳嗽。

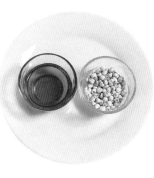

（5）其他疗法

图13　川贝母炖蜂蜜食材

艾灸：取大椎、肺俞、膻中，灸 10～15 分钟，适用于风寒咳嗽。

4. 调护

（1）适当到户外活动，加强体格锻炼，增加小儿抗病能力。

（2）注意休息，保持环境安静，保持室内空气清新、流通。

（3）饮食宜清淡、易消化、富含营养，忌辛辣刺激、过甜过咸饮食。

（4）咳嗽时防止食物呛入气管引起窒息。

（5）经常变换体位及轻拍背部，有助于排出痰液。

 第四课 让宝宝吃饭香身体壮

1. 概述

孩子较长时间食欲不振，见食不喜，甚至拒食，即为厌食。即使家长变身大厨把各种菜式都给孩子试了一遍，

扫描二维码，学习小儿厌食推拿手法

孩子依旧是胃口不好，时间一长，影响了孩子的正常生长发育，孩子面色蜡黄、又瘦又矮。尤其是夏天天气炎热的时候，厌食的孩子特别多。

2. 病因病机

是什么原因导致孩子厌食呢？为什么厌食会在夏季更明显呢？主要是由于脾的运化功能出现了问题，先天脾胃功能较弱，后天喂养不当，病后用药或者调理不当，都会导致脾胃的运化功能失调而出现厌食。脾脏是一个非常怕湿气的脏器，夏季暑湿明显，更会加重厌食的症状。

3. 治疗

（1）治疗原则

改善脾胃运化功能，健脾开胃。在调理脾胃的时候，根据症状侧重祛湿、消食、行气。

（2）推拿基础方

补脾经300次，推板门100次，掐四缝10次，揉足三里30次，顺揉腹100次，捏脊8～10次。

（3）分型及加减

①脾虚不运：短期厌食，食欲减退，纳食不香，食多即觉得腹胀不舒，精神状态尚可，舌质淡红，苔薄白或稍腻，指纹淡红，脉滑。

基础方加揉外劳宫100次，推上三关100次。

②脾胃气虚：不思饮食，面色蜡黄，身体瘦弱，懒言乏力，不爱活动，易生病，大便不实，夹有不消化食

物残渣，舌质淡，苔薄白，脉缓无力。

基础方加揉脾俞穴 30 次，揉胃俞穴 30 次。

③脾胃阴虚：食少纳呆，口舌干燥，喜冷贪凉。面色萎黄无光泽，皮肤干燥，大便干结难解，小便黄，舌质红少津，苔少或花剥，脉细数。

基础方加揉二人上马 100 次，揉太溪穴 30 次。

④疳积：长期厌食，形体消瘦明显，面色暗沉或者出现"白斑"，头发稀疏，精神不振或者烦躁，喜欢啃食异物，易病难愈，严重影响孩子的生长发育，身高体重落后于同龄儿。

基础方加退六腑 100 次，揉二人上马 100 次，补肾经 100 次，揉脾俞、肾俞各 30 次。

（4）食疗方

①荷叶粥

材料： 干荷叶 5 克或鲜荷叶 1/4 张榨汁，大米适量。

做法： 干荷叶用纱布包裹加适量水煮粥服用，或大米粥加入鲜荷叶汁煮沸，每日一次。适合夏季食用。

②茯苓粉

材料： 茯苓、山药、薏米、莲子等量。

做法： 上述原料混合打粉，每次取适量可加入面粉（茯苓粉：面粉 ≈ 1：3 具体可根据个人口味调整）做面点食用，或加入大米熬粥食用，每日一次，可长期服用。

适应证：脾胃气虚。

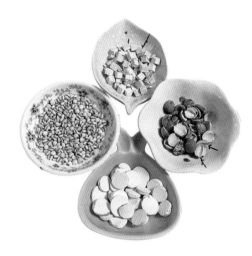

图14　茯苓粉食材

③**曲米粥**

材料：神曲 6 克，大米适量。

做法：先将神曲捣碎，加入适量水煎取药汁后，去渣，入大米一同煮为稀粥。

适应证：脾失健运所致厌食症。

④**健脾开胃粉**

材料：党参 6 克，砂仁 3 克，神曲 3 克，白术、茯苓、山药、薏米、莲子各 10 克。

做法： 上述原料混合打粉，每次取适量可加入面粉（健脾开胃粉：面粉 ≈ 1：3 具体可根据个人口味调整）做面点食用，或加入大米熬粥食用，每日一次，可长期服用。

适应证： 疳积。

（5）其他外治疗法

①艾灸：可选足三里、三阴交、阴陵泉、脾俞。灸20分钟，每日 1~2 次。适用于脾虚不运。

②艾灸：可选合谷、中脘、气海、足三里、三阴交。灸20分钟，每日 1~2 次。适用于疳积。

4. 调护

（1）注意喂养方法，少吃多餐，平时少吃生冷食物。

（2）熟悉小儿添加辅食的原则，由精到粗，由单一到多样，方便吸收消化。

（3）对先天不足或大病初愈，食欲缺乏的，要及时调理脾胃或治疗。

（4）对年龄稍大的小孩要注意其情绪变化以及饮食搭配，防止忧思惊恐损伤脾胃或出现贪吃零食、偏食挑食习惯。

第五课 让肚子不再痛

1. 概述

腹痛是小儿的常见症状，许多疾病可能引起腹痛，家长可不要掉以轻心。

扫描二维码，学习小儿腹痛推拿手法

如果孩子出现突然腹痛，哭闹不止，高热、便血，精神状态不佳等症状应及时带着宝宝去医院，由医生完成相应的检查，排除急腹症。明确病因，对症治疗。要是阵发性脐周疼痛，反复发作，食欲、大便、精神状态好，多为功能性腹痛，可以家庭调理。

2. 病因病机

小儿腹痛的病因，排除急腹症，主要原因有感受寒邪、乳食积滞、脾胃虚寒等。天气突然变化，或护理不当导致腹部受寒；饮食不节，损伤脾胃，运化失常；先天不足或者后天患病后失于调养，导致脾胃虚寒，气机不利而出现腹痛。

3. 治疗

（1）治疗原则

找到导致腹痛的原因，调理气机，疏通经脉，根据不同病因分别给以温经散寒、消食导滞、温中补虚。

（2）推拿基础方

补脾经 300 次，顺运内八卦 100 次，点揉合谷 30 次、内关 30 次、足三里 30 次，顺揉腹 100 次，拿肚角 3 分钟，捏脊 5～10 次。

（3）分型及加减

①寒性腹痛：腹部疼痛，阵阵发作，喜温喜暖，得温则疼痛减轻，面色苍白，手足发冷，或同时伴有呕吐、腹泻，小便清长，舌淡苔白滑，指纹浮红。

基础方加揉外劳宫 100 次，揉一窝风 100 次，揉梁丘穴 30 次。

②食积腹痛：腹部胀满，疼痛拒按，不思饮食，面色偏黄，夜卧不安，烦躁哭闹，大便味臭，泻后痛减，小便黄少，舌苔厚腻，指纹紫滞，脉滑数有力。

基础方加退六腑 100 次，清板门 100 次，掐四缝 10 次。

③虚寒腹痛：腹痛隐隐，时作时止，时轻时重，痛时喜按，得温痛减，得食痛缓。面色苍白，精神不佳，四肢冷，饮食减少，或食后腹胀，大便质稀，舌淡苔白，脉缓。

基础方加上推三关 100 次，揉外劳宫 100 次，擦脾俞穴、命门穴各 3 分钟。

（4）食疗方

①姜糖水

材料：生姜 5 片，红枣
5 枚，红糖 15 克。

做法：将适量水烧开，
再将红枣掰开放入，水烧开
后调小火，将姜片红糖放入

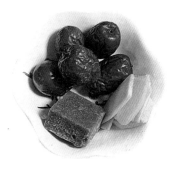

图15　姜糖水食材

开水中，转小火后焖盖，慢炖 15 分钟，煮至姜片的香
味全部散发出来。少量频喝。

适应证：寒性腹痛。

②山楂萝卜水

材料：山楂 10 克，麦芽 10 克，新鲜白萝卜 50 克。

做法：上述原料加水适量，浸泡 1 小时，煎煮 20
分钟，代茶饮。

适应证：食积腹痛。

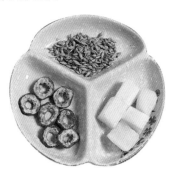

图16　山楂萝卜水食材

③山药茯苓粥

材料：山药 10 克，茯苓 6 克，大米适量。

做法：加适量水煮粥服用，每日一次。可长期食用。

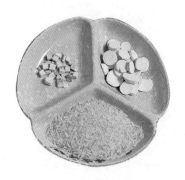
图17　山药茯苓粥食材

适应证：虚寒腹痛。

（5）其他外治疗法

①盐包敷脐：可外用 1 斤（500 克）粗盐，加上 10 颗花椒，炒热至 40 余度，装入布袋敷脐，敷 20 分钟，每日 1～2 次。适用于寒性腹痛。要注意低温烫伤。

②艾灸：灸 20 分钟，每日 1～2 次。选足三里、神阙、天枢，适用于寒性腹痛；选足三里、神阙、公孙，适用于虚寒腹痛。

4. 调护

（1）注意饮食卫生，少吃生冷食物。

（2）注意气候变化，防止感受外邪，避免腹部受凉。

（3）餐后要注意休息，不能马上进行剧烈运动。

（4）腹痛持续不减或疼痛加剧，要及时到医院就诊。

第六课 拉肚子不是大问题

1. 概述

腹泻是指大便的次数增多或者粪质改变。一年四季均可发生，尤以夏秋两季多见。宝宝胃肠功能娇弱，非常容易

扫描二维码，学习
小儿腹泻推拿手法

出现拉肚子，特别是 2 岁以内的宝宝，如果大便的次数比原来明显增多，大便质地稀薄像水一样，就是出现了腹泻。轻微腹泻很快就能痊愈，但是大便次数多或者量大，就容易出现脱水，要及时就医。

2. 病因病机

腹泻的原因主要有感受外邪、内伤乳食或者孩子本身脾胃虚弱。

小儿肺常不足，卫外不固，常常容易感受外邪；脾常不足，喂养不当，乳食不节或过食生冷，或久病失养，皆可导致运化失常，清浊不分，合污而下。

如果腹泻没有得到及时恰当治疗，有些就会迁延成慢性腹泻，持续较长时间，损伤人体阴阳，影响孩子的生长发育，使患儿的身高、体重落后于同龄小孩儿。

3. 治疗

（1）治疗原则

以运脾除湿为主，针对不同病因，分别采用疏风散邪、清热利湿、消食导滞、健脾益气等方法。

（2）推拿基础方

补脾经 300 次，顺运内八卦 100 次，揉上巨虚 30 次，揉天枢 30 次，推上七节骨 100 次，捏脊 5～10 次。

（3）分型及加减

①风寒泻：大便清稀，次数较多，色淡夹有泡沫，臭味不明显，便前可有腹痛肠鸣，或兼有怕冷发热，舌淡红苔白，指纹浮红，脉浮紧。

基础方加上推三关 100 次，头面四大手法（开天门 100 次、推坎宫 100 次、运太阳 30 次、揉耳后高骨 30 次），补大肠 100 次，揉外劳宫 100 次。

②湿热泻：大便稀或如蛋花汤样，泻下较急迫，量多次频，味臭，纳差（食欲不振）食少，神倦乏力，口渴烦躁，小便黄少，舌红苔黄腻，指纹紫滞，脉浮数。

基础方加退六腑 100 次，清天河水 100 次，清大肠 100 次，揉阴陵泉 30 次。

③伤食泻：乳食不节，大便稀溏或夹有不消化的食物，气味酸臭，脘腹胀痛，痛时欲泻，泻后痛减，或伴呕吐，食少或拒食，夜寐不安，舌质红，苔厚腻或黄

垢，指纹紫滞，脉滑数。

基础方加退六腑 100 次，揉板门 100 次。

④脾虚泻：大便稀溏，多于食后即泻，色淡不臭，反复发作或病程较长，时轻时重，面色萎黄，身体瘦弱，神疲倦怠，舌淡苔白脉细。

基础方加推上三关 100 次，揉足三里 30 次，脾俞 30 次。

（4）食疗方

①紫苏茯苓粥

材料：紫苏 6 克，生姜 6 片，茯苓 6 克，大米适量。

做法：把紫苏、生姜入锅内加水煎煮 6～7 分钟，去掉药渣，将大米淘净加上汁及适量水煮粥服用，少量进食。

适应证：风寒泻。

②山楂陈皮水

材料：山楂 6 克，陈皮 4 克，山药 10 克。

做法：上述原料加水适量，浸泡 1 小时，煎煮 20 分钟，代茶饮。

适应证：伤食泻。

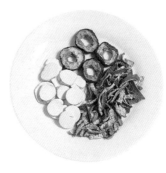

图18　山楂陈皮水食材

③山药粉

材料：炒山药、炒薏米、茯实、白扁豆等量。

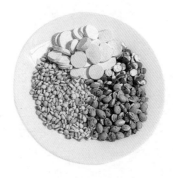

图19 山药粉食材

做法：上述原料混合打粉，每次取适量可加入面粉（山药粉：面粉≈1∶3，具体可根据个人口味调整）做面点食用，或加入大米熬粥食用，每日一次，可长期食用。

适应证：脾虚泻。

（5）其他外治疗法

①盐包敷脐：可外用500克粗盐，加上3片肉桂、10颗花椒，炒热至40余度，装入布袋敷脐，敷20分钟，每日1~2次。适用于风寒泻、脾虚泻。

②艾灸：每次灸20分钟，每日1~2次。灸神阙、中脘、天枢、阴陵泉，适用于风寒泻；灸曲池、中脘、天枢、阴陵泉，适用于湿热泻；灸下脘、天枢、阴陵泉，适用于积食泻；灸足三里、中脘、三阴交、脾俞，适用于脾虚泻。

4. 调护

（1）注意饮食卫生，保持饮食、食品清洁，饭前、便后要洗手。

（2）提倡母乳喂养，避免在夏季时断奶。

（3）注意气候变化，防止感受外邪，避免腹部受凉。

（4）适当控制饮食，减轻脾胃负担，忌食油腻、生冷及不易消化的食物。

（5）密切观察病情变化，及早处理。

 第七课 **轻松排便乐呵呵**

1. 概述

便秘是指大便干燥，或者秘结不通，次数减少，间隔时间延长或者虽然有便意但是排出困难。便秘也是婴幼儿

扫描二维码，学习
小儿便秘推拿手法

时期比较常见的消化道疾病，不及时治疗，部分孩子会出现食欲不振、睡眠不安、积滞发热，或排便时用力损伤肛门，出现大便带血、肛裂甚或痔疮。

2. 病因病机

小儿便秘最常见的原因是饮食因素，多由于饮食不当，喜食辛辣刺激物或食物过于精细，导致燥热内结，肠腑传导异常而引起便秘；亦有因为先天不足，或后天失养，或用药不当导致气血不足，肠腑失去濡养而发生虚秘。

3. 治疗

（1）治疗原则

便秘治疗以润肠通便为主，根据病因不同，还要兼顾消食、清热、补气等方面。通便的药物使用要格外小心，以免损伤肠道。

（2）推拿基础方

补脾经300次，顺运内八卦100，揉上巨虚30次，顺揉腹100次，点龟尾穴1分钟，下推七节骨100次，捏脊5~10次。

（3）分型及加减

①热秘：大便干燥，严重者如羊屎球，伴有腹胀，放屁次数增多，口臭，口燥咽干，或者口舌处长溃疡，手足心热，舌红苔黄厚，指纹紫滞，脉沉滑或涩。

基础方加揉阳膪池30次，清天河水100次，揉太溪穴30次，擦涌泉穴1分钟。

②虚秘：大便数日一解，粪质并不干硬，或虽有便意但努挣乏力，难于排出。气短乏力，面白无华，舌淡苔白，指纹淡，脉弱。

基础方加推上三关100次，揉二马100次，揉足三里100次。

（4）食疗方

①萝卜籽苹果水

材料： 白萝卜籽（莱菔子）6克，苹果半个。

做法： 上述原料加水适量，煎煮20分钟，去渣取汁代茶饮。

适应证： 热秘。

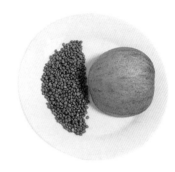

图20 萝卜籽苹果水食材

②红枣水

材料： 红枣50克。

做法： 红枣去核，加适量水浓煎，去渣口服，每日一次。

适应证： 虚秘。

③花生芝麻糊

材料： 花生100克，黑芝麻20克，核桃10克，冰糖适量。

做法： 上述食材加水200毫升，打成糊状，煮开后食用，每日一次。

适应证：适用于各种便秘、大便干结难解。

（5）其他外治疗法

①穴位贴敷：选用三棱、莪术、木香各等份打粉，以水调和后用胶布贴敷于中脘穴、神阙穴，每天 1 次，每次 2~4 小时。适用于热秘。

②艾灸：选用天枢、气海、关元、支沟。灸 20 分钟，每日 1~2 次。适用于虚秘。

4. 调护

（1）注意合理的饮食，荤素搭配，多吃蔬菜、水果，适当补充粗粮。

（2）适当增加活动，以促进肠道排空。

（3）多喝温开水能预防大便干结。

（4）加强排便训练，保持良好的排便习惯。

 第八课 **辨清呕吐原因才好治**

1. 概述

呕吐是指胃中乳食从口而出，如小婴儿，常常在喂奶后、添加辅食后出现呕吐的情况，特别是凌晨的时候宝宝呕

扫描二维码，学习小儿呕吐推拿手法

吐了，家长都很焦虑，担心孩子发生危险。大部分情况下如果宝宝没有头部外伤、呕吐为非喷射性、无高热、精神好，那么家长可以在家护理孩子，如果症状不缓解，再前往医院就医。

2. 病因病机

小儿呕吐主要是由于感受外邪，乳食不节，脾胃虚寒等原因致使胃气上逆而致。宝宝呕吐最常见的原因就是天气突变受凉，或是乳食积滞在胃肠道，导致胃气上逆，而出现呕吐。部分孩子素体脾胃虚寒或平素喜食生冷，导致中阳不足，而发生呕吐。

3. 治疗

（1）治疗原则

呕吐治疗以和胃降逆为主，寒性呕吐加温胃驱寒，食积呕吐加消积导滞。

（2）推拿基础方

补脾经 300 次，清胃经 300 次，点揉内关穴 30 次、合谷穴 30 次、足三里穴 30 次、中脘穴 30 次，顺揉腹 100 次，捏脊 5～10 次。

（3）分型及加减

①寒性呕吐：受凉导致呕吐，呕吐物多是不消化的食物，没有明显的酸臭味，可以伴有轻微的腹泻、低

热，以及轻微的流清涕这些感冒着凉的症状。

基础方加头面四大法 30 次，推上三关 100 次，揉外劳宫 100 次。

②食积呕吐：呕吐物多为酸臭乳块或者不消化食物残渣，口渴多饮，烦躁哭闹，拒乳拒食，脘腹胀痛，大便秘结或者泻下酸臭，小便黄少，舌质红，苔厚腻，指纹紫滞，脉弦滑。

基础方加退六腑 100 次，清板门穴 100 次、掐四缝 30 次。

（4）食疗方

①紫苏生姜粥

材料：紫苏 6 克，生姜 6 片，大米 50 克。

做法：把紫苏、生姜入锅内加水煎煮 6~7 分钟，去掉药渣，然后把大米淘净加上汁及适量水煮粥服用，少量进食。

适应证：寒性呕吐。

②山楂麦芽水

材料：山楂 6 克，麦芽 6 克，生姜 15 克。

做法：上述原料加水适量，煎煮 20 分钟，去渣取汁，少量频服。

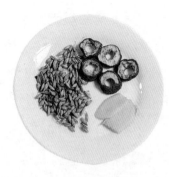

图21　山楂麦芽水食材

适应证：食积呕吐。

（5）其他外治疗法

（1）盐包敷脐：可外用 1 斤粗盐，加上 10 颗花椒，炒热至 40 余度，装入布袋敷脐，敷 20 分钟，每日 1 ~ 2 次。适用于寒性呕吐。

（2）艾灸：灸 20 分钟，每日 1 ~ 2 次。可选内关、足三里、上脘、中脘，适用于寒性呕吐；选内关、足三里、天枢、梁门，适用于食积呕吐。

4. 调护

（1）新生儿、婴幼儿喂奶不宜过急，以防空气吞入；喂奶后竖抱，轻拍背部至打嗝，使吸入的空气排出，然后再让其平卧。

（2）小儿喂养宜定时、定量，食物宜清淡、营养丰富，忌生冷食物。

（3）呕吐时取坐位或侧卧位，以防呕吐物吸入气管。

（4）服用中药时宜少量多次频服，以不引起呕吐为度。

第九课　我家有个夜哭娃

1. 概述

扫描二维码，学习
小儿夜啼推拿手法

　　夜啼是指婴幼儿白天如常，可安然入睡，入夜后则啼哭不安或每夜定时啼哭，甚则通宵达旦。有时新生儿及婴儿啼哭是其常见的一种本能性反应，在表达其要求或痛苦，如饥饿、惊恐、尿布潮湿、衣被过冷或过热时都会啼哭，此时若喂以乳食、抚背、更换潮湿尿布、调整衣被厚薄等，啼哭可很快停止，这些不属病态。

2. 病因病机

　　引起夜啼的原因主要有脾胃虚寒，心肝积热，或者受惊。孕妈素体虚寒或怀孕时过食生冷，使得宝宝脾寒内生，或者喂养不当，使脾胃受寒，导致气机不利而出现夜卧不安；孕妈脾气急躁或者过食辛温之物，或出生后体内积热，热扰动心神，出现入夜不寐，烦躁啼哭；或者突然的惊吓亦可伤及心神，而出现神志不宁。

3. 治疗

（1）治疗原则

脾寒气滞宜温脾散寒，行气止痛；心肝积热，宜清心平肝，祛除积热；惊恐伤神，宜镇惊安神。

（2）推拿基础方

补脾经300次，清心肝300次，捣小天心100次，点揉三阴交30次，捏脊5～10次，摸囟门（百会）1分钟。

（3）分型及加减

①脾胃虚寒：主要表现为啼哭时哭声低弱，时哭时止，睡觉时喜欢蜷缩，四肢欠温，大便稀，小便清，面色青白，口唇色淡，舌苔薄白，指纹淡红。

基础方加揉一窝风100次，揉外劳宫100次，推上三关100次，揉中脘30次，揉足三里100次，摩腹100次。

②心肝郁热：主要表现为啼哭时声音较大，易激惹，哭时面赤唇红，烦躁不宁，大便秘结，小便短赤，舌尖红，苔薄黄，指纹多紫滞。

基础方加清天河水100次，揉二马100次，掐揉涌泉100次、太冲30次。

③暴受惊吓：主要表现为突然出现啼哭，神情不安，时作惊惕，紧紧依偎妈妈，面色乍青乍白，哭声时

高时低，时急时缓，舌苔正常，指纹色紫。

基础方加头面四大法 30 次，揉神门穴 30 次，揉内关 100 次，擦心俞 100 次。

（4）食疗方

①莲子薏米粥

材料：莲子 20 克，薏米 20 克，大米 50 克。

做法：加水适量，煮粥，每日 1 次。

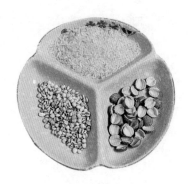

图22　莲子薏米粥食材

适应证：适用于心肝郁热的夜啼。

②淡竹叶水

材料：淡竹叶 10 克，冰糖适量。

做法：加水 200 毫升，大火煮开，小火煮 5 分钟，滤去药渣，加入适量冰糖调味，代茶饮，少量频服。

适应证：适用于心经热盛，烦躁不安之夜啼。

（5）其他疗法

①将艾叶、干姜粉炒热，用纱布包裹，熨小腹部，从上至下，反复多次。用于虚寒夜啼。

②用丁香、肉桂、吴茱萸等量，研细末，置于普通膏药上，贴于脐部。用于脾寒气滞夜啼。

4. 调护

（1）注意保暖而不过热，特别是肚子。

（2）睡觉时保持环境安静，不通宵开灯。

（3）喂食以满足需要而不过量为原则。

（4）逐渐减少夜间哺乳次数，养成良好的睡眠习惯。

（5）不停哭闹时，要注意寻找原因，如饥饿、闷热、身体不舒服等，针对处理，必要时到医院就诊。

第十课　不再汗多多

1. 概述

小儿汗证是指小儿汗出异常，多见于婴幼儿及学龄前儿童。发于体质虚弱的儿童，称为虚汗；睡觉时汗出过多，醒时汗止，称为盗汗；经常无故汗出，称为自汗；热病中，全身寒战，继之周身汗出，称为战汗。

扫描二维码，学习
小儿汗证推拿手法

2. 病因病机

汗证一般可分为实汗和虚汗，实汗多是由于邪气内阻，逼迫津液外出而导致；虚汗多是由于机体虚弱，不能固摄津液而导致。

3. 治疗

（1）治疗原则

实汗宜清热宣导，虚汗宜益气固表。

（2）推拿基础方

补脾经 300 次，补肾经 300 次，清补肺经 300 次，顺运内八卦 100 次，揉肺俞 30 次，捏脊 5～10 次。

（3）分型及加减

①实证：主要临床表现为汗出不畅，或局部出汗，面色土黄，面颊红，口臭纳呆，腹胀，或伴便秘，睡卧不宁，舌红苔黄腻，脉滑，指纹紫滞。

基础方加清天河水 100 次，退六腑 100 次、顺时针摩腹 100 次。

②虚证：主要临床表现以自汗或盗汗为主，平素易感冒，神疲乏力，面色少华，舌淡，或边有齿痕，苔薄白，指纹淡。

基础方加揉二人上马 100 次，揉足三里 100 次、肾俞 30 次、脾俞 30 次。

（4）食疗方

①牡蛎黄芪粉

材料：牡蛎粉、黄芪、生地黄各 30 克。

做法：上药共为细末，每次 3～6 克，每天 1～2 次冲服。

适应证：夜间睡后汗出较多。

②止汗煎

材料：糯稻根 15 克，浮小麦、麻黄根各 10 克。

做法：上药加清水适量，浸泡 20 分钟，大火煎煮，水开后小火煮 10 分钟，取汁温服。

适应证：自汗。

（5）其他疗法

①敷脐方

五倍子研末，取适量，用醋调或温开水调敷脐部，每晚睡前敷贴。用于各种出汗。

②手足出汗洗方

百部 200 克，雄黄 50 克，苦参 10 克，将上三味共浸入 1 500 毫升食醋中，两日后即可使用。晚上睡前用温水洗净双手或双脚，擦干后将手或脚浸入上药水中 15 分钟，然后让手脚自然干后再睡觉，每晚 1 次。以上配制之药可连用 7 日。适用于手足汗出较多。

③外洗方二

白矾、葛根各 15g。研末煎汤，浸洗手足 15 分钟，每日 1 次。适用于手足汗出。

4. 调护

（1）平时多到户外活动，加强锻炼，增强体质。

（2）出汗衣服湿后，要及时擦干汗并更换干净衣服，避免受凉。

（3）出汗过多要及时补充水分，平时多吃营养丰富、容易消化的食物。

（4）生病要及时治疗，病后要注意调理身体。

 第十一课 **鼻炎治疗小妙招**

1. 概述

鼻炎主要表现为鼻塞、流鼻涕、鼻痒、打喷嚏等症状。主要是由于病毒、细菌、过敏原等因素引起的鼻腔黏膜炎症。

扫描二维码，学习
小儿鼻炎推拿手法

鼻炎的症状主要局限在鼻部，病程较长，易反复；感冒全身症状较重，可能会出现发热、全身乏力、咳嗽及食欲不振等症状。感冒日久迁延不愈易致鼻炎发作。

当小朋友出现经常性鼻塞，或者流鼻涕时，应该考虑鼻炎。鼻炎，各种年龄均可发生，无季节性和地区性差异，在受凉、受湿后鼻塞流涕更加明显。职业和环境因素对其有较大影响，如家里有抽烟的家属，鼻炎容易反复发作且难治愈。

2. 病因病机

本病多因体质差，又反复伤风鼻塞，不洁空气、滥用药等亦可致本病。其病机与肺、脾二脏功能失调及气滞血瘀有关。

3. 治疗

（1）治疗原则

治疗时根据辨证论治，可采用清热宣肺通窍，益气散邪通窍，行气活血通窍等治法。

（2）推拿基础方

补脾经 300 次，运内八卦 200 次，点揉二扇门 50 次，揉外劳宫 100 次，开天门 100 次，推坎宫 100 次，揉太阳 100 次，点耳后高骨 100 次，揉迎香 100 次。

（3）分型及加减

①肺经蕴热：主要表现为鼻塞时轻时重，或交替性鼻塞，有少量黄脓鼻涕，呼出的鼻气灼热。常有口干，咳嗽痰黄。舌尖红，苔薄黄，脉数。

基础方加清肺经 300 次，退六腑 100 次，清天河水 100 次，点揉曲池、合谷各 100 次。

②肺脾气虚：主要表现为鼻塞时轻时重，或呈交替性鼻塞，鼻涕黏白，遇寒冷时鼻塞加重，倦怠乏力，少气懒言，恶风汗多，咳嗽痰稀，易患感冒，食欲差大便稀烂。舌质淡，苔白，脉缓弱。

基础方加重补脾经 500 次，补肺经 300 次，推三关 100 次，揉足三里 100 次，点肺俞 50 次，顺时针摩腹 200 次，捏脊 5～10 次。

③气滞血瘀：主要表现为鼻塞明显或持续时间久，鼻音重，嗅觉减退。头胀头痛，耳鸣重听。舌质暗红或有瘀点，脉弦或弦涩。

基础方加补肺经 200 次，推三关 200 次，点脾俞 100 次，点百会 100 次，揉迎香 200 次，按鼻通 100 次，顺时针摩腹 100 次，捏脊 5～10 次。

（4）食疗方

①黄芪鸡汤

材料：大枣 2 枚，黄芪 10 克，鸡肉 50 克，生姜 10 克，盐适量。

做法：鸡肉洗净切块，黄芪、大枣、生姜也分别洗净，然后一起放入锅中，加

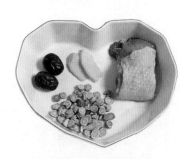

图23 黄芪鸡汤食材

水大火煮开后再用小火炖 1 个小时，加入盐调味就可以食用。

适应证：肺脾气虚之鼻炎。

②桃仁桂鱼汤

材料：桃仁 3 克，泽泻 3 克，桂鱼 50 克。

做法：桂鱼去鳞、腮、内脏，与桃仁、泽泻一起，加入葱、姜等佐料，一同炖熟。

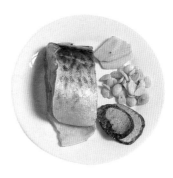

图24　桃仁桂鱼汤食材

适应证：气滞血瘀之鼻炎。

注：鳌花鱼，又名鳜鱼、桂鱼、季花鱼。

③猪鼻柴斛汤

材料：猪鼻肉 100 克，柴胡 5 克，石斛 5 克，侧柏叶 5 克，蜂蜜 10 克。

做法：猪鼻肉洗净切小块，与柴胡、石斛、侧柏叶同入砂锅内，加清水适量，

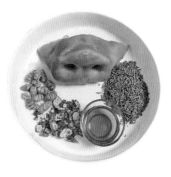

图25　猪鼻柴斛汤食材

煎取 100 毫升，滤除药渣，冲入蜂蜜调匀。

适应证：慢性肥厚性鼻炎。

（5）其他疗法

①滴鼻或鼻腔冲洗：可用海盐水滴鼻或鼻腔冲洗。

②灸法治疗：取穴人中、迎香、风池、百会，肺气虚者配肺俞、太渊，脾虚者配脾俞、胃俞、足三里。灸至局部发热为度，隔日1次。

③泡脚小妙方

材料：苍耳子、辛夷、白芷、桂枝、防风、艾叶各10克。

做法：将所有的药物放锅中，加水适量进行煎煮，30分钟以后把渣去掉。

注意事项：泡脚时间不宜过久，每晚1次，泡脚时水要没过脚踝，每次泡到孩子微微出汗就可以了。泡脚后适当给孩子做一下足部按摩效果会更好。

4. 调护

（1）适当到户外活动，加强体格锻炼，养成良好的饮食起居习惯，增强体质。

（2）避免受凉及粉尘长期刺激，积极防治伤风感冒。

（3）保持鼻腔通畅，以利鼻涕排出。

（4）避免长期局部使用血管收缩剂滴鼻。

（5）鼻塞重时，不可强行擤鼻，以免邪毒入耳，引发中耳炎等。

第十二课 遗尿不再是病

1. 概述

　　5 岁以上的小朋友不能自己控制排尿，经常睡觉中小便自遗，醒后方觉的这种现象，称为遗尿，亦称为遗溺。

扫描二维码，学习
小儿遗尿推拿手法

　　在婴幼儿时期，由于经脉未盛，气血未充，脏腑未坚，智力未全，排尿的自控能力尚未完善；学龄前期和学龄期儿童可因白天游戏、玩耍过度，夜晚熟睡不醒，偶尔发生遗尿，这属于正常生理现象，均非病态。年龄超过 5 岁的儿童，睡中经常遗尿，症状轻者数夜遗尿一次，症状重者一夜遗尿数次，就是病态。遗尿多见于 10 岁以下的儿童，男孩多于女孩，部分有家族遗传倾向。长期遗尿，可影响小儿身心健康发育。

2. 病因病机

　　遗尿的病因是先天禀赋不足，后天久病失调；肺、脾、肾功能不足；心肾不交，肝经湿热下注。其中尤以肾气不固、下元虚寒所致的遗尿最为多见。遗尿的病位主要在膀胱，与肾、脾、肺密切相关。病机为三焦气化失司，膀胱约束不利。

3. 治疗

（1）治疗原则

遗尿要辨证治疗，以温补下元、固涩膀胱为主法。肺脾气虚者治以补脾益气，水火失济者治以清心滋肾，肝经湿热者治以清利湿热。

（2）推拿基础方

清补肺经 200 次，补脾经 300 次，运内八卦 200 次，补肾经 300 次，揉二马 200 次，推三关 200 次，点揉气海、关元各 200 次，令其微微发热。点肺俞 100 次，点揉百会 100 次，推揉腰骶部 200 次，令其微微发热。

（3）分型及加减

①下元虚寒：主要表现为夜间遗尿，多则一夜数次，尿量多，小便清长，面色少华，神疲倦怠，畏寒肢冷，腰膝酸软，舌质淡，苔白滑，脉沉无力。

基础方加重补肾经 500 次，揉外劳宫 200 次，逆时针摩腹 200 次，点揉肾俞 300 次，令其微微发热。

②肺脾气虚：主要表现为夜间遗尿，日间尿频而且量多，小便清长，大便稀烂，面色少华或萎黄，神疲乏力，食欲差，自汗、动则多汗，经常感冒，舌质淡红，苔薄白，脉弱无力。

基础方加重补脾经 500 次，补肺经 200 次，揉板门 200 次，顺时针摩腹 300 次，揉足三里 200 次，捏脊 9 遍。

③心肾失交：主要表现为梦中遗尿，寐不安宁，易烦躁，白天多动少静，难以自制，或五心烦热，形体较瘦，舌质红，舌苔少，脉沉细数。

基础方加头面四大法 36 次，清心经 300 次，捣小天心 100 次，清天河水 100 次，点揉涌泉 100 次，令其微微发热。

④肝经湿热：主要表现为梦中遗尿，小便量少色黄，大便干结，性情急躁，夜卧不安或寐中龀齿，舌质红，苔黄腻，脉滑数。

基础方加清心经 300 次，清肝经 300 次，打马过天河 200 次，点三阴交 300 次。

（4）食疗方

①猪膀胱汤

材料：糯米 20 克，桑螵蛸 10 克，益智仁 10 克，黑豆 10 克，猪膀胱 1 个。

做法：将猪膀胱、黑豆、益智仁、桑螵蛸洗净备用，糯米洗净，连同黑

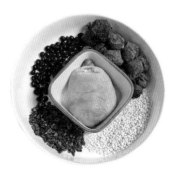

图26　猪膀胱汤食材

豆、益智仁、桑螵蛸一同装入猪膀胱内，用绳扎紧，用针扎些孔。锅里放适量清水，用文火炖至猪膀胱熟。放入适量食盐稍煮片刻，调味去药，食肉喝汤。

注意事项：每周食用 2~3 次。

②肺脾气虚遗尿小妙方

材料： 炙黄芪、山药、茯苓各 10 克，莲子、芡实各 5 克，煮粥食。

做法： 将山药、茯苓、莲子、芡实研粉，黄芪水煎取汁 200 毫升，加入药粉搅匀煮成粥。

注意事项：每周食用 2~3 次。

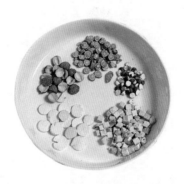

图27　肺脾气虚遗尿方食材

③心肾失交遗尿小妙方

材料： 红枣 10 克，莲子、芡实各 5 克，大米适量。

做法： 红枣洗净去核，莲子、芡实、大米洗净；将以上东西放入砂锅中，加入适量清水，先用武火煮滚，后改用文火熬至成粥，再用少许盐调味即可。

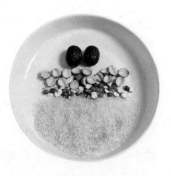

图28　心肾失交遗尿方食材

注意事项：每周食用 2~3 次。

④肝经湿热遗尿小妙方

材料：赤小豆 10 克，猪膀胱 1 个，蜜枣 3 颗，鲜车前草 10 克，薏苡仁 10 克，杏仁 5 克，盐，花生油，淀粉各适量。

做法：猪膀胱用花生油、淀粉反复搓擦，经去除黏液和异味，洗净，焯水后，取出切块。鲜车前草、薏苡仁、赤小豆等分别洗净。将适量清水放入瓦煲内，煮沸后加入所有原材料，武火煲滚后改用文火煲 2 小时，加盐调味即可。

注意事项：每周食用 2~3 次。

（5）其他疗法

灸法：取关元、中极、命门、肾俞、膀胱俞等穴，艾条悬灸，每穴 5 分钟，每日一次。灸后予口服 100 毫升淡盐水。

4. 调护

（1）勿使患儿白天玩耍过度，晚餐不进稀饭、汤水；晚餐后尽量不喝水、饮料、汤药。临睡前将小便排净。

（2）每晚按时唤醒排尿，逐渐养成自控的排尿习惯。

（3）每天晨起后排尿，告诉孩子不要憋尿，在学校内也要多次排尿，避免发生尿急及憋尿。

（4）夜间尿湿后要及时更换裤褥，保持干燥及外阴部清洁。

（5）不体罚，不责骂，消除紧张心理，营造良好的家庭气氛，培养良好的生活习惯，积极配合治疗。

 第十三课 **宝宝不再痒抓闹**

1. 概述

湿疹是由多种内外因素引起的一种皮肤病，伴有明显瘙痒，易复发，严重影响患者的生活质量。小儿以婴儿湿疹最为常见。

扫描二维码，学习小儿湿疹推拿手法

湿疹疹子多为细粒红色丘疹。轻者浅红斑片，伴少许脱屑；重者红斑、丘疹，融合成片；亦有水疱者，溃后渗出大量浆液；或结痂脱屑。好发于面颊、耳郭周围、额部、眉间及皮肤皱褶部，严重者至胸部及四肢。伴瘙痒，遇热加重。患儿多在枕上或母亲怀抱蹭擦，或手抓，或烦躁，或哭闹，或食卧难安。

2. 病因病机

本病多由内外因素引起。常因禀赋不耐，乳食不当，脾胃受损，湿热内生，复受风湿热邪侵袭，内外邪气相搏，郁于肌肤所致。其发生与脾、肺、心、肝关系密切。若迁延日久，湿郁化火，耗伤津血，致血虚风燥，肌肤失养，则反复发作，缠绵难愈。

3. 治疗

（1）治疗原则

祛除湿邪为湿疹的基本治疗原则。

（2）推拿基础方

补脾经300次，清肺经200次，顺运内八卦200次，清天河水200次，顺时针摩腹200次，点揉血海、膈俞各100次，捏脊5～10次。

（3）分证加减

①湿热俱盛：主要表现为皮疹见红斑、丘疹。水疱、糜烂、或有结痂，瘙痒难忍，皮疹多发于头面部及躯干、四肢的屈侧面，伴有烦躁不安，食欲差，小便短黄，大便干结，舌红，苔黄腻，脉滑数或指纹青紫。

基础方加重清肺经500次，打马过天河200次，退六腑100次，点揉涌泉100次。

②脾虚湿盛：主要表现为皮疹颜色暗红，表面有水疱、渗液，部分干燥结痂，伴有纳差（食欲不振），腹胀，大便稀溏，吐奶，舌质淡，苔白腻，脉濡缓或指纹淡红。

基础方加重补脾经 500 次，揉外劳宫 200 次，推三关 200 次，揉足三里 200 次，点脾俞 100 次。

③血虚风燥：主要表现为皮损反复发作，皮肤肥厚粗糙，皮疹干、脱屑，色素沉着，苔藓样改变，瘙痒剧烈，抓破有少量渗液，伴口干，夜寐不安，大便干结，舌淡，苔薄白或少苔，脉细数或指纹淡。

基础方加揉二马 300 次，打马过天河 200 次，点揉三阴交 200 次，推箕门 100 次，推下七节骨 100 次。

（4）食疗方

①绿豆百合汤

材料：绿豆 20 克，鲜百合 10 克，葱花 3 克。

做法：将绿豆拣去杂质，洗净；鲜百合掰开鳞瓣，弃去外面老瓣，洗净。锅置火上，加清水煮沸，放入绿豆、百合煮沸，撇去浮沫，改用小火煮至绿豆开花、百合瓣熟烂时，加入葱花即可。

适应证：湿热俱盛之湿疹。

②四豆汤

材料：赤小豆、绿豆、炒扁豆、黑豆各 10 克，甘草 5 克。

做法：将上述材料洗净、浸泡后，放入锅内，加入适量清水大火煮沸后，改用小火熬煮 2 小时，可根据个人口味直接温热食用或是加糖食用。

适应证：脾虚湿盛之湿疹。

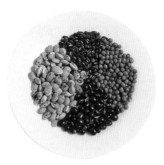

图29　四豆汤食材

③桑椹百合汤

材料：桑椹、百合各 10 克，大枣 3 枚，青果 1 枚。

做法：上述药物洗净，加水适量，煎汤服用。

适应证：血虚风燥湿疹。

（5）其他疗法

①保湿：每日予保湿霜涂抹患处，每日 3 次。

②中药外洗

药材：马齿苋、苍术、知母、地肤子、黄柏、甘草、防风、荆芥、苦参、赤芍、川芎各 10 克，水煎外洗，每日 1 次。

③灸法

取穴：曲池、合谷、足三里、阴陵泉、大椎、肺俞、膈俞、脾俞。每次选 3~4 穴，每穴 5 分钟，每日 1 次。可局部使用，用于皮肤糜烂、渗出，伴有水疱患者。

④外用激素治疗：轻度湿疹建议选短效糖皮质激素如氢化可的松乳膏；中度湿疹建议选择中效激素，如曲安奈德、糠酸莫米松等；重度肥厚性皮损建议选择长效糖皮质激素，如卤米松乳膏。

4. 调护

（1）患处忌用热水擦洗或使用肥皂及碱性刺激物，勿使用刺激性强的外用药。

（2）尽量避免搔抓和摩擦。婴儿最好用纱布或手套套住两手，防止患儿搔抓和摩擦，头部可戴柔软布帽，以减轻后枕部的摩擦。

（3）患儿不宜接触毛织、化纤衣物，衣着不宜太厚，避免强烈日光照射。

（4）乳母不宜过食辛辣香燥、鱼腥、鸡、鸭、牛、羊肉等发物；患儿忌添加虾、蟹、鱼等厚味之品。多食富含维生素类食品，如新鲜水果、蔬菜等。

（5）清洗患处时，动作要轻柔，不要强行剥离皮屑，以免造成局部感染，如红、肿、热、痛等，影响治疗，使病程延长。

（6）急性发作期间暂缓预防接种，避免接触单纯疱疹患者。

第七部分

保健调理

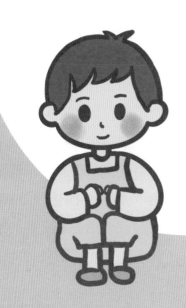

第一课 促进智力发育，宝宝聪明又伶俐

提到益智，大家首先想到的就是我们的大脑，它有着主宰生命活动、控制人的精神意识和感觉运动的生理功能。中医认为与大脑相关的脏腑有脾和肾。肾主藏精，精生髓，髓聚为脑，有"脑为髓海"之说。脑为元神之府，若肾精充足，脑髓盈满，则小儿智力健全、行动灵敏、精力充沛。脾为后天之本，气血生化之源，脾与肾的关系体现在先天与后天相互资生。

扫描二维码，学习小儿健脑益智推拿手法

宝宝大脑的开发和锻炼可以通过运用推拿的方法达到有益刺激。推拿有直接刺激大脑这个器官的手法，也有间接刺激与大脑相关脏器从而达到健脑益智的手法。下面我们一起来学习给孩子做健脑益智的推拿法。

补肾经 300~500 次：可以培肾固本、生髓益脑，是益智健脑的根本。

补脾经 300~500 次：脾为人体后天之本，同时又有"精血同源"之说，补脾经可以健脾生血。

揉二马 50~100 次：揉二马是滋阴补肾的关键手法。

顺运内八卦 100～300 次：可以疏理一身气机，促进脾胃的运化。

揉百会 50～100 次：百会是离大脑最近的穴位，可以较有效且直接刺激大脑，起到健脑醒神的作用。

揉肝俞、脾俞、肾俞各 50～100 次：可以生血藏血、滋阴生精。

擦腰骶部至透热为度：运用擦法达到透热的程度即可起到温补下元的保健效果。

以上推拿每天做 1 次，30 天为 1 个周期，每个周期间隔 1 周。

日常注意事项

饮食上多吃什么有助于大脑的发育呢？

我们的大脑最喜欢的营养物质有六种，分别是卵磷脂、胆碱、DHA、脂肪、蛋白质、维生素。

卵磷脂是大脑细胞最主要的基础结构物质。

胆碱是卵磷脂的组成成分，能够保护人体的神经系统，并能通过神经传递信息，有助于大脑思维和记忆的提升。

DHA 是神经系统细胞生长及维持的一种主要成分，是大脑和视网膜的重要构成成分，在人体大脑皮层中含量约高达 20%，因此对胎儿、婴儿智力发育至关重要。

蛋黄中含有丰富的卵磷脂，牛奶、动物肝脏以及大豆等都含有卵磷脂，深海鱼类富含 DHA。

脂肪、蛋白质、维生素也是大脑不可或缺的营养物质，保持它们的足量供应，是保证大脑正常而快速运转、不断优化大脑功能的必要条件。核桃、花生、鱼肉、鸡蛋、香蕉、海带等这些食物要多给宝宝食用，小于 1 岁宝宝可以采用辅食机将食物加工为糊状后食用，以保证大脑所需要的这些营养物质。

大脑有了充分的物质基础后，如何让它能够充分发挥作用，并被发掘其功能也是至关重要的。"心灵手巧"往往描述一个人思维巧妙，双手灵活。双手的活动可促进大脑两半球的发展，脑的发展也相应地促进双手活动的灵活。可以通过运用一些积木、拼图类玩具进行一些场景模拟，与孩子进行游戏，达到开发孩子智力的目的。

第二课　脾胃好好长高高

从中医的角度来看，体格是否结实，身高是否达标，主要与我们的脾、肝、肾三个脏器密切相关。首先，脾为人体后天之本，在人体中有着主运

扫描二维码，学习
小儿健脾胃长高
推拿手法

化、主四肢、主肌肉的生理功能。脾主运化指的是运化人体内的食物和水液，为生精、气、血提供充足的养料，使人体所有的脏腑、经络、四肢百骸以及筋肉皮毛等组织得到充足的营养而发挥正常的生理活动。肝主藏血，同时肝在体合筋，筋依赖肝血的濡养。肝血充足，筋得其养，则筋力强健，运动灵活。肾主骨生髓，骨的生长发育依赖于骨髓的充盈及其所提供的营养。肾精充足，骨骼得以滋养，才能坚固有力。

一年之计在于春，春季是万物生长的季节，也是长高的黄金季节，运用中医推拿可以促进孩子长高长壮。具体操作如下。

补脾经 300~500 次：脾为后天之本，补之可补虚扶弱，补血生肌，促进胃蠕动、增进饮食助消化。

掐揉板门 50 次：板门为脾胃之门，调升降、化积滞，调理气机健脾开胃、助运消滞。

运内八卦 100~300 次：可以行气消积。

揉二马 100~300 次：二马为滋阴补肾之要穴，可以顺气散结，为补法的代表。

揉足三里 50~100 次：足三里为传统保健穴位，可以补益脾胃，和胃化积。

点按神阙、中脘各 50~100 次：神阙可以益元固本、消积、温阳散寒、补益气血、增益体质；中脘可以调中和胃、消食化积、健脾开胃。

顺时针摩腹 100 次：可以健脾和胃、理气消食，促进胃肠蠕动，增强体质。

点揉膈俞、肾俞各 50 ~ 100 次：膈俞为血会，为血液所化之气，可以治疗厌食、饮食不下；肾俞调节脏腑气机，补其虚、泻其实。

捏脊 7 遍：可以调阴阳、理气血、和脏腑、通经络、培元气、强腰脊、扶正祛邪、促生长发育。

屈髋屈膝 1 分钟（踩单车），频率为每分钟 120 次：屈髋屈膝的动作可以牵伸肌肉、韧带，可以刺激骨骺软骨（下肢长骨的增长点）的生长，从而促进小儿长高。

以上手法每天 1 次，10 ~ 15 天为 1 个周期，每个周期可间隔 1 周。

日常注意事项

1. 均衡的营养

营养的均衡很重要，孩子生长发育所需要的营养包括蛋白质、脂肪、维生素、微量元素等。饮食中的高蛋白质，尤其是动物蛋白质，以及钙、磷、锌、硒等无机盐类食物，如瘦红肉、禽肉、蛋、牛奶、鱼类、豆制品类以及乳制品，促进新陈代谢的 B 族维生素、维生素 E，如豆类、杂粮及新鲜水果、蔬菜等，都有助于骨骼的充分发育，即骨骼的增长、增粗、增宽和骨皮质增厚。

2. 适量的运动

适量的运动能促进生长激素的分泌且能加强成骨细胞的血液供应，有利于提高骺软骨的增殖能力。适合生长发育期间孩子做的运动：引体向上、游泳、跳绳、跳高、爬杆或爬绳梯等可拉伸躯干的运动。相对来说，杠铃、举重、铅球等负重类活动不适合生长发育期的孩子。

3. 充足的睡眠

生长激素是人体生长的关键性物质。生长激素主要作用是对人体各种组织尤其是蛋白质有促进合成作用，能刺激骨关节软骨和骨骺软骨生长，因而能增高。人体生长激素的分泌有明显的规律性，即白天分泌较少，夜晚睡眠时分泌较多。生长激素在睡眠状态下的分泌量是清醒状态下的 3 倍左右。所以一定要保证孩子充足的睡眠，每晚至少要睡足 8 小时，而且要早睡（22:00 前）。

 第三课 增强抵抗力

小儿由于免疫功能不完善，抵抗力低下，容易出现营养性和感染性疾病，着实让部分家长头疼。从中医的角度分析，小儿体质属于稚阴稚阳，说明了小

扫描二维码，学习小儿强身健体推拿手法

儿机体的柔弱，体内阴阳两气均不足，所以导致外界的邪气容易入侵身体造成生病。而小儿的体质偏虚往往表现在肺、脾、肾三脏，小儿比较常见的疾病主要为脾胃系疾病，即便秘、腹泻、厌食、疳积等，以及肺系疾病，即感冒、咳嗽、哮喘、肺炎等。

根据小儿生理特点，中医所注重的就是补肺健脾。脾是人体五脏之一，与胃相表里，主运化水谷精微，输布全身，供应身体各方面的营养物质需要，维持人体正常生命活动。如果脾的运化功能不足或受到影响，则会引起消化方面的问题，像腹胀、腹泻、食欲不振、消瘦等。肺同样属于人体五脏之一，并且处在五脏最高位，覆盖并保护着下方的脏腑，所以又有"华盖"之称。肺外合皮毛，主一身之气，担任着保护人体的卫士。所以当肺气虚时，人体容易受到外邪侵袭，从而使人出现感冒、咳嗽、气喘、虚汗等。在中医看来，想要让孩子不生病，提高免疫功能最好的方法就是运用推拿手法达到补肺健脾的功效，具体的操作如下。

补肺经 300 ~ 500 次：补肺气，固机表，增强肺的防御功能。

补脾经 300 ~ 500 次：健脾胃，促进运化，保证机体气血的生成和有效输布。

推三关 100 ~ 300 次：温阳散寒，补气行气，助脾胃运化。

顺运内八卦 100～300 次：宽胸理气，调理一身气机，并助脾胃运化。

揉板门 50～100 次：健脾和胃，消食散滞。

掐揉四缝 50～100 次：调中行气，和气血，除胀满、散瘀结。

揉膻中 50 次：宽胸理气，调畅肺的气机。

点揉足三里 50～100 次：健脾和胃，调中理气，导滞通络，强壮身体。

捏脊 7 遍：调阴阳、和脏腑、理气血、通经络。

拿肩井 7 次：宣通气血、通窍行气，并能收敛肺气。

以上手法以清晨时（7~11 时）操作为佳，每天 1 次，5 次为 1 个周期，每个周期间隔 2 天。

日常注意事项

1. 饮食需要注意根据不同年龄给予富含营养、易于消化、品种多样的食物。注意饮食卫生，勿多食生冷和高脂肪、高热量食物。需要纠正不良的饮食习惯，定时进食，养成规律性的生活习惯。

2. 坚持户外活动。适当的户外运动有助于孩子生长发育，亦可保持孩子乐观向上的心理状态。

3. 充足的睡眠可促进小儿体格发育、免疫系统发育和神经系统发育。

4．按时接种疫苗。接种疫苗可防病，很大程度避免相关传染病的侵袭。即使不幸感染传染性疾病，也能让重症变轻、降低重症和死亡的发生概率。

5．穿衣要有度。根据气候冷暖，随时增减衣服，既要做到防寒保暖，也勿衣物过厚过捂。